W0056778

Mosaik bei
GOLDMANN

Buch

Honig hat neben wertvollen Inhaltsstoffen wie Mineralien und Enzymen auch entzündungshemmende und regenerierende Eigenschaften. Der Heilpraktiker Detlef Mix beschreibt die erstaunlichen Heilkräfte des »süßen Goldes«, das bei Verletzungen, Verbrennungen, Verdauungs- und Gelenkbeschwerden, Erkältungen und Hautproblemen schnell Abhilfe schafft. Viele heilsame Rezepte von der Beinwell-Honig-Auflage bis zur Fenchel-Honig-Milch kann man problemlos zu Hause herstellen. Zudem werden die verschiedenen Honigsorten und ihre speziellen Anwendungsmöglichkeiten sowie andere Bienenprodukte wie Propolis und Gelée Royale vorgestellt. Mit diesen kompakten Hintergrundinformationen und praktischen Tipps steht dem Einsatz von Honig als Hausmittel nichts mehr im Wege.

Autor

Detlef Mix, Jahrgang 1955, lebt und arbeitet als Heilpraktiker in Johannesberg bei Aschaffenburg. Seit vielen Jahren setzt er Honig als Heilmittel ein. Er ist Mitglied im Deutschen Apitherapie-Bund, dem Ärzte, Heilpraktiker und Imker angehören und der es sich zur Aufgabe gemacht hat, die Verwendung von Bienenprodukten in der Heilkunde zu fördern.

Detlef Mix

Gesund mit Honig

- **Natürlich heilend**
- **Anwendungen von A bis Z**
- **Rezepte**

Mosaik bei
GOLDMANN
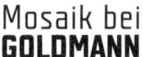

Bildnachweis:
Digitalstock: S. 36; getty images: S. 48, 52 links; shutterstock: S. 44; Südwest Verlag/Christian Kargl, Ute Schoenenburg: S. 134, 142; Südwest Verlag/Joachim Heller: S. 20, 52 rechts; Südwest Verlag/Karl Newedel: S. 115, 126; Südwest Verlag/Rainer Hofmann: S. 31; Südwest Verlag/Rolf Seiffe: S. 14; Südwest Verlag/Siegfried Sperl: S. 80

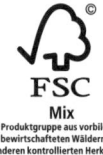

FSC

Mix
Produktgruppe aus vorbildlich
bewirtschafteten Wäldern und
anderen kontrollierten Herkünften

Zert.-Nr. SGS-COC-1940
www.fsc.org
© 1996 Forest Stewardship Council

Verlagsgruppe Random House FSC-DEU-0100
Das für dieses Buch verwendete FSC-zertifizierte Papier *Munken Print* liefert Arctic Paper Munkedals AB, Schweden.

1. Auflage
Vollständige Taschenbuchausgabe Februar 2010
Wilhelm Goldmann Verlag, München,
in der Verlagsgruppe Random House GmbH
© 2006 F. A. Herbig Verlagsbuchhandlung GmbH, München
Umschlaggestaltung: Uno Werbeagentur, München
Umschlagmotiv: © mauritius images/Josephine Clasen
Bildredaktion: Christa Jaeger
Satz: Buch-Werkstatt GmbH, Bad Aibling
Druck und Bindung: GGP Media GmbH, Pößneck
MV · Herstellung: IH
Printed in Germany
ISBN 978-3-442-17069-2

www.mosaik-goldmann.de

Inhalt

Einführung

Honig als Heilmittel ohne Nebenwirkungen immer griffbereit zu haben, dazu werde ich Sie in diesem Buch ermuntern. Honig ist sicher das Bienenprodukt mit der längsten medizinischen Tradition, wovon Dokumente aus dem ägyptischen Pharaonenreich, dem antiken Griechenland und China Zeugnis ablegen. Vieles von dem, was Mediziner und Biologen heute über den Honig in Erfahrung bringen, haben unsere Großmütter noch instinktiv gewusst. Manche seiner Wirkmechanismen wurden scheinbar entschlüsselt, während andere einfach funktionieren, ohne dass wir sie vollends begreifen. Internationale wissenschaftliche Studien belegen eindrucksvoll, dass sich verschiedene Inhaltsstoffe in vollkommener Weise ergänzen. Honig hat eine vielseitig heilsame, ganzheitliche Wirkung, worauf ich noch des Öfteren zu sprechen kommen werde.

Neben dem Honig werden von den Bienen noch andere gesunde Produkte hergestellt, von denen jedes für sich, oder in Kombination mit den anderen, heilsame Kräfte bei Ihnen entfalten kann. Die wichtigsten werde ich Ihnen im nächsten Kapitel vorstellen, bevor wir wieder bei »Honig pur«, unserem Hauptthema, landen.

Ich hoffe, dass diese Honig-Hausapotheke Sie von den

wunderbaren und vielfältigen Heilkräften des Honigs über-
zeugen wird und Sie dazu ermutigt, diese für sich nutzbar
zu machen.

Detlef Mix

Wissenswertes rund um den Honig

Gelée Royale

Das »königliche Gelee« ist zweifellos das mysteriöseste Produkt aus dem Bienenstock. Zwar sind die meisten seiner Inhaltsstoffe weitgehend bestimmt, doch so mancher Wirkmechanismus bleibt ein wohlgehütetes Geheimnis der Bienen. Gelée Royale besteht etwa zu 65% aus Wasser, zu ca. 15% aus verschiedenen Zuckern, zu ca. 13% aus Proteinen mit hohem Gehalt an essenziellen Aminosäuren, zu ca. 5% aus Lipiden (Fette und Fettsäuren) und zu ca. 2% aus Sonstigem. Gerade diese 2% haben es in sich, z. B. eine hohe Konzentration von Vitaminen, besonders der B-Gruppe, sowie Mineralsalze auf der Basis von Kalium, Natrium, Magnesium, Kalzium, Zink, Eisen, Kupfer und Chrom und eine relativ hohe Menge an organischen Säuren. Die hochselektive antibiotische Wirkung der Königinnennahrung wurde an ca. 100 medizinisch relevanten Bakterien, Mikropilzen und Viren getestet. Wie beim Honig mit seiner großen Sortenvielfalt sind die besonderen Eigenschaften des Gelée Royale ebenfalls von seiner geografischen und floralen Herkunft abhängig. Im Verhältnis zum Pflanzenausgangsmaterial und gegenüber den anderen Bienenprodukten konnte darüber hinaus eine relative Anreicherung seltener Spurenelemente festgestellt werden. Alle Komponenten des Gelée Royale werden von Mensch und Biene hundertprozentig verwertet.

Alle Bienen erhalten für drei Tage diese königliche Kraftspeise, die in den Schlunddrüsen der Arbeiterinnen, während ihres Pflichtdienstes als Ammenbienen, also zwischen ihrem 6. und 12. Lebenstag gebildet wird. Die Königinnenlarve entwickelt sich in der Weiselzelle aufgrund von zwei Tagen mehr Gelée Royale in der Rekordzeit von 16 Tagen (gegenüber den üblichen 21 Tagen bei der arbeitenden Bevölkerung) nicht nur zu einer gut zwei Drittel größeren Biene, sondern auch zur Regentin eines ganzen Volkes, dessen Fortbestand sie durch unermüdliche Ablage von 1500 bis 3000 Eiern täglich sicherstellt. Dieser kraftzehrenden Aufgabe widmet sie sich in ihrem zwei bis fünf Jahre dauernden Leben. Das kann sie nur durchstehen, weil ihr zeitlebens das geheimnisvolle Kraftelixier Gelée Royale zur Nahrung dient. Zum Vergleich: Arbeitsbienen werden im Sommer maximal sechs Wochen, im Winter vielleicht sechs Monate alt.

Gelée Royale ist zwar für uns auch Luxus pur, den wir uns vielleicht nur gelegentlich leisten können, doch gerade bei körperlichen und geistigen Erschöpfungszuständen und Stress erweist es sich als besonderer Energiespender. Es enthält beispielsweise den Botenstoff Acetylcholin, der eine unverzichtbare Rolle bei der elektro-chemischen Kommunikation an den Synapsen unserer Nerven- und Gehirnzellen spielt. Unsere Gedächtnisleistung kann dadurch nachhaltig erhöht werden. Außerdem entfalten hormonähnliche Substanzen eine positive und ausgleichende Wirkung bei Wechseljahresbeschwerden, nachlassender Libido und Impotenz. Besonders das enthaltene Panthenol macht Gelée Royale zu einem innerlichen Kosmetikum. Es wird im Körper in Pantothensäure umgewandelt. Diese wiederum scheint für den Langlebigkeitseffekt verantwortlich zu sein, was im Tierversuch nachgewiesen werden konnte.

Die kostbaren Inhaltsstoffe von Gelée Royale sind übrigens noch viel licht- und temperaturempfindlicher als Honig. Achten Sie bereits beim Kauf darauf, inwieweit diesem Umstand Rechnung getragen wurde. Lagern Sie Gelée Royale und daraus gefertigte Mischungen vorzugsweise im Kühlschrank und verzichten Sie lieber auf verlockende Angebote mit günstigen Jahresmengen, da die empfindlichen Wirkstoffe nur einige Wochen erhalten bleiben. Dies trifft zumindest auf das stark wasserhaltige Originalprodukt zu. Bei der gefriergetrockneten, pulverisierten Version soll dieses Problem ohne Wirkungseinbuße gelöst sein. Da die ca. 65% Wasser dabei wegfallen, reicht ein Drittel der Menge in Pulverform. Behalten Sie es möglichst lange im Mund, um eine intensive Aufnahme seines wertvollen Inhalts bereits über die Schleimhäute zu gewährleisten.

Propolis

Propolis, das Bienenkittharz, wirkt nachweislich auf breiter Front *antibiotisch*. Es besitzt sowohl *antibakterielle, virostatische* als auch *antimykotische* Eigenschaften. Es dichtet den gesamten Bienenstock gegen schädigende Einflüsse von außen hermetisch ab. Dieses Universalbau- und -schutzmittel wird nicht nur in alle Ritzen eingebracht, sondern dient ebenso als Befestigungsmaterial beim Wabenbau. Durch das Propolisbollwerk geschützt, können Zehntausende von Bienen auf engstem Raum zusammenleben. Je nach Herkunft der verwendeten Rohstoffe kann die Propolisfarbe zwischen Gelb, Grünlichbraun, Braunschwarz, Rötlich oder gar Violett variieren. Bei der Herstellung kommt es wieder zur typischen Arbeitsteilung zwischen Sammel- und Baubienen. Das von den Sammlerinnen abzuliefernde Ausgangsmaterial bildet Harz von Baumrinden und -knospen, vorzugsweise von Pap-

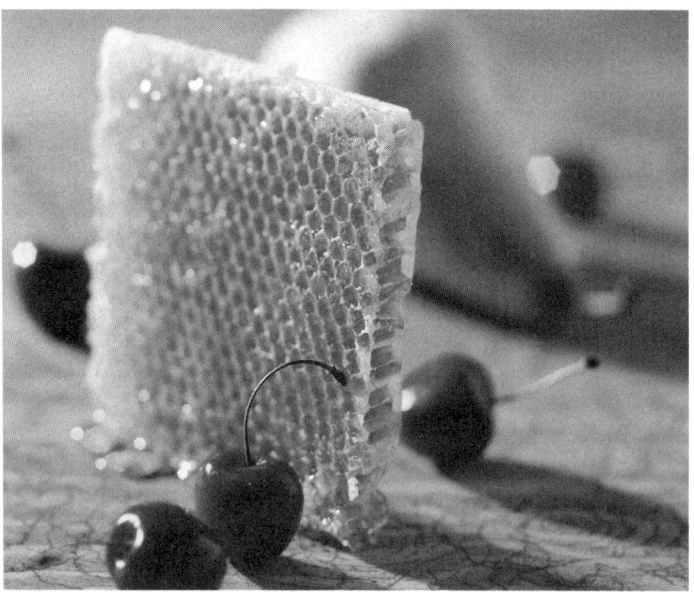

peln. Die Stockbienen reichern es dann mit Wachs und enzymreichen Sekreten aus ihren Speicheldrüsen an. Propolis enthält bis zu 55% Harz und Balsam, bis zu 40% Wachs, bis zu 10% ätherische Öle, etwa 5% Blütenpollen und zudem Aminosäuren, Mineralstoffe und Spurenelemente wie Eisen, Kupfer, Magnesium, Mangan, Selen oder Zink sowie die Vitamine A, C, E, H und diverse Angehörige der Familie B.

Besonders von den reichlich enthaltenen Flavonoiden sind Hemm- und Blockademechanismen bekannt, die *krebserzeugende Stoffe weitgehend unschädlich machen* können. Verschiedene Versuchsreihen bescheinigen Propolis krebshemmende Eigenschaften, bis hin zum Auslösen der Rückmutation bzw. Spontanremission von Tumorzellen. Laborversuche wiesen darüber hinaus eine Hemmwirkung auf Retroviren, wie beispielsweise das HI-Virus, nach. Propolis wurde in seiner entzündungshemmenden Wirkung mit Acetylsalicylsäure (Aspirin) verglichen, die es um das Doppelte übertrifft, wobei es ohne schädliche Nebenwirkungen auskommt.

Im täglichen Einsatz kann Propolis hilfreich sein *bei allen inneren und äußeren Entzündungen sowie den meisten Hauterkrankungen*. So wie das Kittharz jeden Bienenstock zur uneinnehmbaren Bastion macht, so kann es auch die Schwachstellen in unserer körpereigenen Abwehr abdichten.

15

Pollen

Die Macht der Blüten steckt geballt im Pollen, den Staub-
körnchen der männlichen Blüten. In ihnen liegen die Erbin-
formationen für künftige Pflanzengenerationen auf kleins-
tem Raum gebündelt vor, um von Bienen an die weiblichen
Empfänger geliefert zu werden. Die Blütentreue der Bienen, d. h. ihre Gewohnheit, zunächst Blüten derselben Art
aufzusuchen, bevor sie sich den weiteren Angeboten zuwen-
den, garantiert eine sichere Weitergabe des Blütenstaubes
an die passenden weiblichen Blütenstempel. Zur Befruch-
tung reichen kleinste Mengen und so bleibt jede Menge
Pollen an den Bienen hängen. Die Arbeitsbienen sind mit
entsprechenden Sammelkörbchen an den Hinterbeinen
ausgestattet. Aller Blütenstaub, der sich an die Fühler bzw.
Vorderbeine anheftet, wird mithilfe von Borsten nach hin-
ten durchgereicht. Schon während des Sammelns wird der
Pollen mit Nektar angereichert, weil er so aufgrund seiner
verbesserten Hafteigenschaften sicherer zu transportieren
ist. Damit wir auch etwas davon abbekommen, haben Imker
raffinierte Vorrichtungen am Bienenstock angebracht, wo
die Bienen im Vorbeistreifen »ihren Zehnten entrichten«.
Jawohl, verantwortungsbewusste Bienenhalter nehmen ihren Schützlingen nur etwa 10% des gesammelten Pollens
ab. Der weitaus größte Teil des Blütenstaubertrages bildet
das tägliche Brot des hart arbeitenden Bienenvolkes. Pollen wird mit Honig und Enzymen vermengt in Waben ein-
gelagert. Die Bienen warten danach einen wochenlangen
Fermentationsprozess ab, bei dem das sogenannte *Bienen-*

brot entsteht, das Hauptnahrungsmittel des gesamten Volkes. Durch diese Milchsäuregärung werden die Pollenkörner aufgeschlossen, indem ihre Exine, eine äußerst harte Schutzhülle, die sie über Jahrtausende zu konservieren vermag, aufgebrochen wird. Erst durch diesen Vorgang erschließen sich alle wertvollen Inhaltsstoffe. Dieser Wabenpollen wäre natürlich auch für uns ideal. Doch wie kommen wir daran? Der Pollen, den wir im Reformhaus, Bioladen oder beim Imker bekommen, ist gewöhnlich der, der den Sammlerinnen bereits trickreich abgeknöpft wurde, als sie sich durch das enge Gitter im Eingangsbereich zwängen mussten, und der anschließend gleich schonend getrocknet wurde. Diese Variante ist zweifellos bereits für sich sehr wertvoll, doch wir können die Inhaltsstoffe des Pollens unserem Organismus leichter und umfassender zugänglich machen, indem wir ihn im Mischungsverhältnis 1:2 in Honig einrühren und 14 Tage reifen lassen. Oder wir versuchen die Arbeitsweise der Bienen zu kopieren und lassen unseren trockenen Pollen milchsauer vergären (s. Rezept am Ende dieses Kapitels).

Um original Perga, also das Bienenbrot direkt von den Herstellerinnen zu bekommen, müssten Sie sich schon bei einem Imker beliebt machen, damit er Ihnen das begehrte Gut in mühseliger Kleinarbeit aus den Waben löffelt oder Ihnen zumindest Gelegenheit gibt, das selbst zu tun. Alternativ kann man auch entsprechende Wabenstücke gründlich durchkauen, bis das Wachs übrig bleibt. Für den fermentierten Wabenpollen gilt, dass er bei den gleichen Beschwerden hilft wie getrockneter, allerdings in noch kürzerer Zeit und noch intensiver.

Pollen ist ein so vollkommenes Lebensmittel, dass es selbst dann nicht zu Mangelerscheinungen kommen soll, wenn man sich monatelang ausschließlich von ihm ernähren würde. Bienenpollen enthält durchschnittlich 35% verschiedene Zucker, 30% Eiweiß und Aminosäuren, 20% Vitamine, Mineralien, Spurenelemente und Sonstiges, 10% Wasser und 5% Fette und Fettsäuren.

Besonders der hohe Eiweißgehalt ist beeindruckend. Von den essenziellen Aminosäuren sind zehn der insgesamt 25 im Körper vorhandenen vertreten. 15 g Pollen decken bereits den Tagesbedarf an ihnen.

Es ließe sich noch viel über die einzelnen Inhaltsstoffe sagen, wichtig für Sie ist aber vor allem das Wissen um die positiven Wirkungen des Pollens, die in Untersuchungen über *Leber- und Prostataleiden, Verstopfung (besonders nach Antibiotikagabe), Bluthochdruck, Kreislaufstörungen, Anämie, Arteriosklerose, Gefäßbrüchigkeit* und andere Krankheiten nachgewiesen wurden. Eine Bukarester Studie berichtet von der Heilung schwerer Leberkrankheiten wie *Hepatitis und Leberzirrhose* bei 50% der mit Pollen behandelten Patienten innerhalb von zwei Jahren. Pollen wirkt entgiftend sowohl bei äußerer als auch bei innerer Vergiftung, etwa bei mangelnder Funktion der Nieren. Seine kräftigende und stimulierende Wirkung kommt in mancher Stress- oder Erschöpfungsphase wie gerufen. Unter seinem euphorisierenden Effekt hellt sich eine depressive Verstimmung spürbar auf.

Pollen, milchsauer vergoren

500 g Pollen
75 g Honig
150 ml Wasser
10 ml Molke (oder etwas Starterkultur-Lactobakterien für
  Joghurt)
1 dicht verschließbares Glas (mit reichlich Zusatzvolumen
  für den Gärprozess)

- Da der Vorgang gut zwei Wochen in Anspruch nimmt, empfiehlt es sich, eine größere Menge anzumischen, etwa 500 g Pollen.

- Der Honig wird ausnahmsweise mit dem Wasser aufgekocht, die Pollen jedoch erst nach Abkühlung dazugegeben. Die Gärung soll ja durch die Milchsäure erfolgen und nicht durch den rohen Honig. Pollen am besten lagenweise wie Sauerkraut einstampfen, jeweils mit etwas Molke oder Starterkultur dazwischen.

Bienenwachs

Die Produktion von Waben aus Bienenwachs ist beeindruckend, wir sehen das Bienenwachs hier jedoch mehr unter dem Aspekt, wie es zu Heilzwecken bei uns Menschen eingesetzt weden kann.

Bienenwachs enthält immer auch einen Querschnitt der

anderen Bienenprodukte, vor allem Pollen und Propolis sowie *Inhibine,* also *antimikrobiell wirkende Stoffe,* aber auch Vitamine, *vor allem Vitamin A.*

Bienenwachs fand von alters her Verwendung als Mittel
bei Hautkrankheiten und als Wundpflaster. Daraus gefertigte indianische bzw. asiatische *Ohrkerzen* können über ihre
Kaminwirkung und die Freisetzung von Honig-, Salbei- und
Kamilleextrakten einen Druckausgleich im Kopf bewirken,

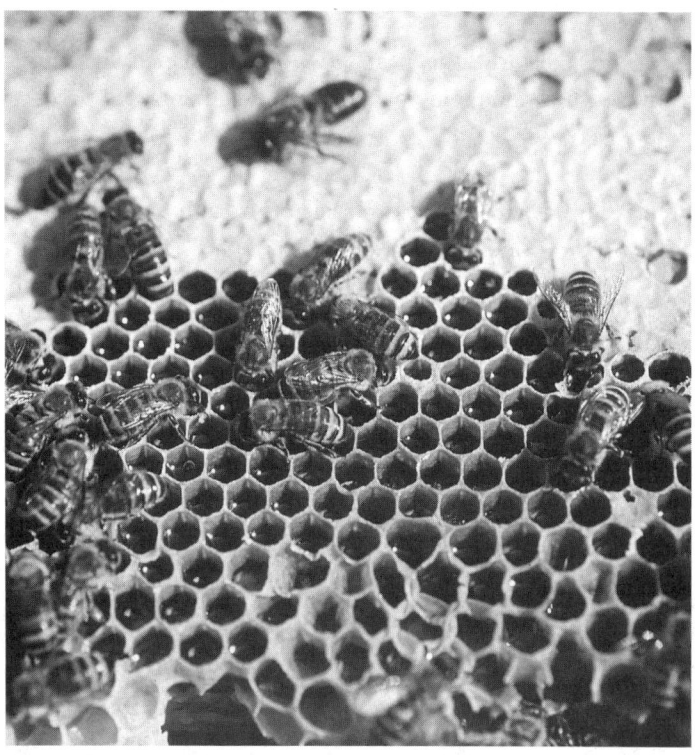

eine befreiende Wohltat, wenn ein grippaler Infekt den gesamten HNO-Bereich fest in Beschlag genommen hat. Bienenwachsduftkerzen finden Einsatz in der Aromatherapie und bienenwachsgetränkte Seide dient bei Schmerzen im Bewegungsapparat als sanft und angenehm wirkende Wärmeauflage. Bienenwachs ist eine ideale Salbengrundlage, die nicht nur Wirkstoffträger ist, sondern auch z. B. im Verbund mit Propolistinktur, Arnika- oder Ringelblumenauszügen ihren Teil zum Gelingen der Anwendung beiträgt – und zwar ohne unerwünschte Nebenwirkungen. Erfreulicherweise greifen immer mehr, besonders die naturnah wirtschaftenden, Imker zu natürlichen Mitteln wie organischen Säuren (Ameisen-, Oxal- oder Milchsäure) und ätherischen Ölen (Lavendel-, Thymian- oder Teebaumöl), um Bienenparasiten wie die Varroamilbe zu bekämpfen. Auch diese Naturstoffe reichern sich im Wachs an und beeinflussen womöglich zudem den Honiggeschmack. Das nehmen wir sicher gern in Kauf, wenn wir dafür beim Wachskauen keinen giftigen Chemiecocktail freisetzen.

Auch beim Waben- oder Scheibenhonig und beim Wabenpollen ist das Wachs keine lästige Verpackung, die es mühsam zu öffnen und zu entsorgen gilt. Die Packung isst man mit, wenn man mag. Man kann das Wachs auch nach intensivem Kauen ausspucken. Zwischendurch kann man den Geschmack immer wieder etwas auffrischen, indem man ein wenig Honig nachschiebt. Das Schlucken wird ganz einfach, wenn man zum Schluss etwas Pollen mitkaut. Das vorher zähe und kompakte Kauwachs wird dann ganz weich und krümelig.

Bienengift

Bienen sind mit einer »biochemischen Stichwaffe« ausgerüstet, einem Stachel am Hinterleib, mit dem ein tödliches Gift injiziert werden kann, vorausgesetzt die Biene hat ausreichend Pollen gefuttert, denn nur durch ein Abbauprodukt aus Polleneiweiß entsteht Bienengift. Dass Bienenstichattacken Selbstmordanschläge sind, trifft übrigens nur dann zu, wenn ihr Stachel sich in der elastischen Haut von Menschen oder Säugetieren verhakt und die Bienen sich dabei ihr Hinterteil aufreißen.

Bienengift ist nun nicht unbedingt etwas, womit Sie Ihre Hausapotheke bestücken wollen, allenfalls eine Bienengiftsalbe als lokales Wärmemittel bei nichtentzündlichen rheumatischen Beschwerden. Die Hand, die die Einreibung vorgenommen hat, sollten Sie übrigens gründlichst waschen, bevor Sie sich damit ins Gesicht oder gar in Augennähe wagen. Wer einen Bienenstich abbekommen hat, assoziiert diese Erfahrung meist mit starken Schmerzen und immenser Schwellung, wenn nicht gar mit einer Schocksituation. Daraus kann sich schon mal eine regelrechte Bienenphobie entwickeln. Besonders aus Imkerkreisen ist jedoch bekannt, dass Menschen zuweilen Hunderte oder gar über Tausend Bienenstiche ohne bleibenden Schaden überstanden hätten. Es wird sogar berichtet, dass die Gestochenen einen enormen gesundheitlichen Nutzen aus dieser eher unangenehmen Begegnung davontragen. Für diese Behauptung gibt es durchaus wissenschaftlich »stichhaltige« Argumente. Diese ergeben sich aus der chemischen Zusammensetzung des Bienengifts: Hauptwirksubstanz mit ca. 50% der Gift-trockenmasse ist das Melittin, ein Polypeptid aus 26 Aminosäuren, gefolgt von Apamin, ebenfalls ein Polypeptid aus 18 Aminosäuren mit ca. 3%, den Enzymen Phospholipase A mit beachtlichen 14%, woraus sich vielleicht die cholesterinsenkende Wirkung ableitet, und Hyaluronidase mit ca. 2% sowie Spuren von Histamin. Hyaluronidase ist wahrscheinlich dafür verantwortlich, dass Narben unter Bienengiftbehandlung kleiner werden oder ganz verschwinden. Bienengift wirkt bakterizid, aber vor allem auch *virizid,* was erklärt, dass *Warzen* und sogar ein *Herpes zoster (Gürtelrose)* damit überaus erfolgreich behandelt werden können. Es übt auf das Blut einen regenerativen Reiz aus. Gewebe werden stärker durchblutet, Blutergüsse schneller abgebaut, die Wasserausscheidung gefördert. Es wirkt blutdrucksenkend, blutverdünnend und verhindert ein Verklumpen des Blutes und ist somit ein hervorragendes Mittel zur Verhinderung und Behandlung von Herz-Kreislauf-Erkrankungen. Des Weiteren konnten zytostatische und proteolytische Eigenschaften nachgewiesen werden, die eine entsprechende Wirkung bei Tumorleiden zeigen. Vor allem aber regt das Bienengift die körpereigene Produktion von Kortison in der Nebennierenrinde an. Bienenprodukte wirken anregend regulierend, nicht ersetzend oder unterdrückend. Sie bieten dem Körper Hilfe zur Selbsthilfe. Bienengift hat bereits unzähligen Menschen mit schmerzhaften Gelenkbeschwerden wie Arthrose oder Arthritis oder mit Neuralgien wie etwa Ischias sehr geholfen. Sie werden kaum einen Imker finden, der an Rheuma leidet oder durch einen Schlaganfall gefährdet wäre, vorausgesetzt er befolgt den Rat, zumindest seine Hände und Arme nicht auch mit seiner Imkerrüstung zu vermummen. Vielleicht zieht er es jedoch vor, die Stiche gezielt, etwa an bestimmten Akupunkturpunkten, setzen zu lassen. Das würde ich auch Ihnen raten. Apitherapeuten gibt es erfreulicherweise immer mehr, wahrscheinlich auch in der Nähe Ihres Wohnortes.

Als schnelles Gegenmittel beim Bienenstich gilt übrigens Alkohol, ideal wäre Propolislösung, sowohl innerlich als auch äußerlich. Versuchen Sie zunächst den Stachel nur mit dem Fingernagel oder mittels einer Scheckkarte direkt über der Hautoberfläche zügig abzustreifen. Ein Zupacken mit den Fingerbeeren würde nur eine vielfach größere Giftmenge aus der anhängenden Giftblase herausquetschen.

Kommen wir jetzt zu dem wichtigsten Bienenprodukt, eines, das man uneingeschränkt genießen kann.

Honig

»Einfach goldig«, so war der Testbericht über Honig in der Oktoberausgabe 2005 der Zeitschrift *Ökotest* überschrieben. Bezeichnungen wie »süßes Gold« drängen sich einfach auf, ob nun die Farbe, der unschätzbare gesundheitliche Wert oder eine Kombination aus beidem bei dieser Namensgebung Pate stand. In der Antike und selbst noch vor wenigen Jahrhunderten war sein materieller Wert durchaus mit Gold vergleichbar und wurde ebenso geschätzt.

Was hat es nun mit dem Honig auf sich? In diesem Kapitel möchte ich Ihnen einiges – längst nicht alles! – zu den Inhaltsstoffen des Honigs und ihrer Wirkung im menschlichen Körper erzählen.

Honig besteht vor allem aus Kohlenhydraten, d. h. aus etwa 75% Zucker. Und was soll dann daran so gesund sein? Dass Zucker schädlich ist, ist ja wohl hinlänglich bekannt. Haushaltzucker, also der sogenannte Raffinadezucker, ist nur insofern verfeinert, als dass man ihn so gründlich aus seinem natürlichen Umfeld herausgefiltert hat, dass nur noch 100% Saccharose, ein Zweifachzucker, übrig geblieben ist. Dieser wird beim Durchtritt durch die Darmwand in Einfachzucker aufgespalten und genauso schnell in die Blutbahn aufgenommen wie der Einfachzucker Glukose (Traubenzucker). Zucker birgt ein gewisses Suchtpotenzial. Es kann zu regelrechten Entzugserscheinungen wie etwa Heißhungerattacken kommen. Diesen natürlichen Süßstoff von allen Sekundärstoffen zu befreien, die ihn z. B. in der Zuckerrübe noch umgeben, war letztendlich doch nicht so raffiniert. Zum Abbau von Kohlenhydraten benötigt der Körper u. a. Vitamin B_1, »reiner« Industriezucker bietet ihm jedoch absolut nichts außer Saccharose, und so ist er gezwungen, seine eigenen B_1-Reserven anzugreifen.

Selbst der hohe Zuckeranteil beim Honig ist noch so komplex und vielseitig, dass unser Stoffwechsel nicht einseitig überbelastet wird. Honig kann bis zu 30 verschiedene Zuckerverbindungen enthalten. Diese Vielfalt ist einerseits auf die diversen Nektar- und Honigtauquellen zurückzuführen, andererseits auf die Fermentation, wobei die Bienen durch Zugabe von Enzymen eine Zuckerart in eine andere umwandeln. Die Hauptanteile stellen hierbei der Fruchtzucker (Fruktose) mit 34–41%, gefolgt vom Traubenzucker (Glukose) mit 28–35%. Beides sind Einfachzucker. Trotzdem gibt es einen entscheidenden Unterschied. Traubenzucker wird vom Dünndarm in die Blutbahn transportiert, und zwar mit entsprechendem Energieaufwand, mithilfe sogenannter Trägermoleküle. Das sind Schleuser, die ungeachtet bereits hoher Blutzuckerkonzentrationen den angebotenen Zucker weiter durch die Darmzotten pumpen. Der Fruchtzucker dagegen setzt auf passiven Transport durch Diffusion und lässt sich in den Blutstrom treiben, sobald ein Konzentrationsgefälle entsteht, also wenn die Sättigung im Dünndarm höher ist als im Blut. Die Aufnahmemenge pro Stunde ist dadurch um die Hälfte geringer als bei Glukose bzw. Saccharose. Die Bauchspeicheldrüse (Pankreas) wird dadurch nicht bis zur völligen Erschöpfung gefordert. Neben 4–15% Zweifachzucker enthält Honig auch 1–14% Mehrfachzucker. Mehrfachzucker werden ebenfalls langsamer ins Blut aufgenommen, sodass der Blutzuckerspiegel nach Honigverzehr deutlich weniger ansteigt als nach Zuckergenuss.

Honig enthält nur geringe Mengen an Vitaminen, und zwar ausschließlich wasserlösliche. Obwohl wir daraus sicher nicht unseren täglichen Bedarf decken können, wird hier wieder auf eindrucksvolle Weise der »Synergieeffekt« (Synergie = gebündelte Wirksamkeit durch gegenseitige Verstärkung einzelner Komponenten) deutlich. Vitamin B_1 wird zur Zuckerverwertung benötigt. Das Spurenelement Mangan unterstützt diesen Vorgang durch Ankoppelung an etliche Enzyme. Beide sind im Honig vorhanden, und zwar in bioverfügbarer Form. Phosphor ist sehr wenig im Honig, und das ist gut so, denn mit Phosphaten sind wir aus anderen Quellen häufig bereits überversorgt. Dennoch ist dieser Stoff wichtig für den Aufbau von Zellmembranen, Knochen und Zähnen sowie für Gehirn- und Nervenfunktionen. Viele Aufgaben nimmt er im Verbund mit Kalzium wahr, u. a. ein unverzichtbares Steuerelement im Zellstoffwechsel. Honig enthält beides in einem ausgewogenen Verhältnis. Kalzium ist wiederum ein wichtiger Synergist des ebenfalls im Honig vorhandenen Vitamin C. Beide zusammen haben großen Einfluss auf unser Immunsystem. Vitamin C seinerseits verbessert die Verfügbarkeit des bereits erwähnten Eisens, welches u. a. für eine funktionierende Abwehr und die Zellatmung zuständig ist. Dabei erfährt das Eisen eine enorme Unterstützung durch Kupfer. In Kooperation mit Enzymen ist Kupfer ebenfalls an der Gesunderhaltung unseres Immunsystems beteiligt. Kalium ist ein weiteres Mineral, das im Honig enthalten ist. Es findet sich in allen Zellen und ist u. a. beteiligt an der Aufrechterhaltung ihres Wassergehaltes. Interessanterweise sorgt es auch für die normale Erregbarkeit von Muskeln und Nerven, speziell aber auch für eine normale Tätigkeit der Darmmuskeln. Nach großen Flüssigkeitsverlusten, z. B. durch anhaltenden Durchfall, kann es durch den daraus resultierenden Kaliumverlust sogar zur Darmlähmung sowie zu Funktionsstörungen des Herzmuskels kommen. Honig, mit seinem Kaliumgehalt, kann in solchen Fällen von großer Bedeutung sein. Ein weiteres Mineral, das für den Zuckerstoffwechsel unbedingt gebraucht wird, ist

Magnesium. Zusammen mit Kalium steuert es die Muskel- und Nervenfunktionen. Magnesium wirkt zudem Bluthochdruck, Herzrhythmusstörungen und Übererregbarkeit entgegen. Honig enthält sowohl Magnesium als auch Vitamin B_6, welches die Wirkung zusätzlich verbessert. Ein weiterer Inhaltsstoff ist Chrom, wichtig für die Verwertung von Traubenzucker im Körper.

Die bisher genannten Inhaltsstoffe erklären sich aus ihrer pflanzlichen Herkunft. Sie werden jedoch erst zu jenem unnachahmlichen Wirkstoffcocktail durch die Verarbeitung der Rohstoffe zum Endprodukt Honig durch die Bienen. Hierbei spielen Enzyme oder Fermente eine herausragende Rolle. Mindestens zwölf verschiedene konnten davon bisher im Honig nachgewiesen werden. Das Enzym, das man bisher in seinen Wirkmechanismen am ehesten begriffen hat und das die schlüssigste Erklärung für die antibiotischen Eigenschaften des Honigs bietet, ist die *Glucoseoxidase.* Es bewirkt quasi, dass Traubenzucker rostet, also oxidiert. Die dabei entstehenden Zerfallsprodukte sind vor allem *Gluconsäure und Wasserstoffperoxid.* Die Gluconsäure sorgt, gemeinsam mit anderen organischen Säuren, für ein schwach saures Milieu im Honig, was wiederum zur Folge hat, dass viele Bakterien und Hefepilze sich im Honig nicht mehr ansiedeln oder vermehren. Die keimtötende Wirkung von Wasserstoffperoxid (H_2O_2) ist lange bekannt und wird in der Medizin zur Wunddesinfektion genutzt. Selbst in hoher Verdünnung bleibt Honig keimtötend oder -hemmend. Den komplexen Mix aus diversen Hemmstoffen bezeichnet man als *Inhibine.* Wenngleich man deren Wirkweise noch lange nicht endgültig versteht, bieten sie eine Erklärung für die lange Haltbarkeit des Honigs, seinen über Jahrtausende bewährten Einsatz in der Wundbehandlung und seine heilende bzw. lindernde Wirkung bei infektiösen Erkrankungen. Viele der wertvollsten Inhaltsstoffe im Honig büßen ihren Wert leider weitgehend ein, wenn er unsachgemäß gelagert oder behandelt wird. Die Lagerung sollte trocken, kühl und dunkel erfolgen, d. h. möglichst in einem gut verschließbaren, lichtundurchlässigen Gefäß, bei Temperaturen nicht über 10 °C. Bei Zimmertemperatur bauen sich viele Enzyme bereits wesentlich schneller ab. Erhitzen Sie ihn auch kurzfristig nie über maximal 45 °C. Beim Kochen oder Backen lässt sich das natürlich nicht vermeiden. Honig bleibt aber selbst dann dem Raffinadezucker weit überlegen und manche der wichtigen Inhaltsstoffe sind sogar hitzebeständig.

Mit einem Proteingehalt von 0,3–0,8 % ist Honig als Eiweißquelle zu vernachlässigen, enthält aber etliche Aminosäuren und andere Stickstoffverbindungen, die als Ausgangssubstanzen für die Bildung von Stoffwechsel-Zwischenprodukten und Katalysatoren eine große Rolle spielen. Prolin z. B. liefert eine Ringstruktur für die Hämoglobinbildung. Phenylalanin und Tyrosin liefern den Benzolring, der für die Bildung der Stresshormone Adrenalin und Noradrenalin benötigt wird, und sind an der Bildung der Schilddrüsenhormone beteiligt. Acetylcholin übt gemeinsam mit Magnesium und Kalium eine günstige Wirkung bei koronaren Durchblutungsstörungen, Herzrhythmusstörungen, Entzündungen des Herzmuskels und Bluthochdruck aus. Cholin ist neben dem hohen Fruchtzuckergehalt im Honig für seine ausgesprochen guten Wirkungen auf Lebererkrankungen verantwortlich. Cholin regelt sowohl den Kohlenhydrat- als auch den Fettstoffwechsel der Leber, wodurch eine Verfettung der Leber verhindert wird.

Neben der bereits erwähnten Gluconsäure weist Honig noch eine Vielzahl anderer organischer Säuren auf, die einen entscheidenden Einfluss auf Aroma und Geschmack der einzelnen Honigsorten haben. Unter anderem sind dies *Ameisen-, Bernstein-, Butter,- Essig- und Zitronensäure*. Gemeinsam mit Acetylcholin, welches die Darmmuskeln anregt, und Kalium sorgen diese Säuren offensichtlich für guten Appetit und geregelte Verdauung. Auch der im Honig enthaltene Pollen wirkt hierbei mit.

Etwa 120 natürliche Aromastoffe in Honigen bewirken, je nach Menge und Zusammensetzung, die charakteristische Eigenart der jeweiligen Honigsorte, auch was ihren therapeutischen Nutzen betrifft. Honig ist ein für den menschlichen Organismus optimal zusammengestellter Nährstoff!

Über die verschiedenen Honigsorten und ihre besonderen Einsatzmöglichkeiten können Sie im nächsten Kapitel einiges erfahren.

Die verschiedenen Honigsorten: ganz spezielle Phytopharmaka

Phytopharmaka, also Arzneimittel, die aus Pflanzen gewonnen werden, entfalten aufgrund spezifischer Inhaltsstoffe ihre heilsame oder zumindest lindernde Wirkung bei den unterschiedlichsten Beschwerden. Kamille hemmt Entzündungen, Fenchel hilft bei Blähungen, Baldrian beruhigt, Thymian ist gut gegen Husten und so weiter. Wir kennen unzählige dieser hilfreichen Drogen, die uns seit Urzeiten Gesundheit aus der Apotheke Gottes verheißen.

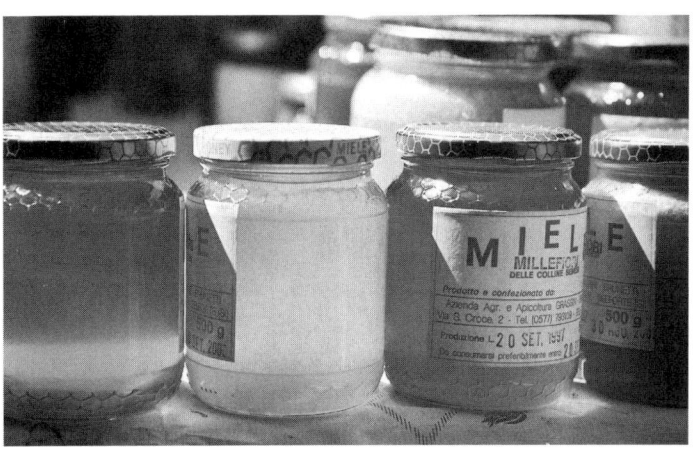

Unser Thema ist zwar vor allem der Honig und das, was die fleißigen Bienen sonst noch so emsig produzieren, aber sie liefern uns ja ein sorgfältig verarbeitetes Fertigprodukt, und beim Thema »Honigsorten« sind ja auch die Rohstofflieferanten wichtig. Denn gerade sie sind für die unterschiedliche Beschaffenheit der fertigen Bienenerzeugnisse ausschlaggebend. Was interessiert nun die Bienen, wenn sie auf Nahrungssuche gehen? In erster Linie ist es der süße Nektar der Blüten oder aber der sogenannte Honigtau, also die klebrig-aromatischen Ausscheidungen von Pflanzensaft saugenden Insekten, vor allem der Fichtenquirlschildlaus und der Grünen Tannenhoniglaus. Finden Sie diese Vorstellung unangenehm? Diese kleinen Pflanzenvampire haben sich ausschließlich vom mineralstoffreichen Lebensblut ihrer Wirtspflanzen ernährt! Und wie köstlich der daraus gefertigte Waldhonig doch ist! Und der Pollen gibt in geballter Form an den Endverbraucher weiter, was die Pflanze an heilsamen Inhaltsstoffen zu bieten hat. Unter diesen Aspekten wollen wir nun die einzelnen Honigsorten etwas genauer unter die Lupe nehmen.

Akazienhonig

Der Honig, der diese Bezeichnung trägt, stammt meistens von der Robinie, auch Scheinakazie (*Robinia pseudoacacia*) genannt. Während der kurzen Blühdauer von ca. zehn bis zwölf Tagen von Ende Mai bis Anfang Juni liefern die Robinien einen Nektar, den die Bienen zu einem aufgrund seines hohen Fruchtzuckergehalts lange flüssig bleibenden Honig verarbeiten. Sein Aroma wird als mild-blumig oder auch lieblich-mild beschrieben. Ein Hersteller von Heiles-sig in der Pfalz setzt seinem heimischen Dornfelder Rotwein beispielsweise neben einer ausgeklügelten Kräutermischung Akazienhonig zu. Diese Honigsorte eignet sich hervorra-gend zum Süßen von kalten Speisen und Getränken, da sie wegen ihrer Unaufdringlichkeit den Eigengeschmack der Speisen lediglich unterstreicht, aber keinesfalls übertüncht. Der genannte Heilessig wird wegen seiner anregenden Wir-kung auf das *Verdauungssystem,* speziell auf die *Bauchspeichel-drüse (Pankreas)* empfohlen. Akazienhonig wird auch pur ge-nossen eine ähnliche Wirkung zugeschrieben. Wenn Ihr Ma-gen sauer auf das reagiert, was Sie ihm anbieten, könnte ein Löffel Akazienhonig ihn wieder besänftigen. Als Basenbild-ner löscht er Ihr *Sodbrennen.* Auch bei *Husten und Erkältung* hat er sich bewährt.

Alpenrosenhonig

Ein französischer Alpenrosenhonig aus kontrolliert ökolo-gischer Erzeugung, wie er in Bioläden und Reformhäusern angeboten wird, stammt vornehmlich aus den Pyrenäen. Es gibt dort noch hinreichend unberührte Landstriche, die so hoch und schwer zugänglich liegen, dass kaum ein Mensch – außer den hartnäckigen Imkern – sich je dorthin verirrt. Während der Alpenrosenblüte im Juli sammeln die Bienen unermüdlich den Nektar dieser ausdauernden Rhododendronart ein – und damit auch etwas vom rauen Hochgebirgsklima, in dem sie gedeiht. In dem ziemlich hellen Alpenrosenhonig mit seinem mild-feinen Geschmack steckt einiges von der klaren Ursprünglichkeit der Berge. Er ist *ein hervorragendes Kräftigungs- und Stärkungsmittel.*

Apfelblütenhonig

Der zur Familie der Rosengewächse gehörende Apfelbaum vereint Schönheit und Nutzen in vollendeter Form. Die Bienen sammeln im Frühjahr den Nektar aus seinen rosa-weißen Blüten und sorgen so für eine reiche Apfel- und Honigernte.

»An apple a day keeps the doctor away«, sagt ein bekanntes englisches Sprichwort, also etwa: »Ein Apfel am Tag hält dir den Doktor vom Leib«. Wenn dies auf den Apfel an sich zutrifft, dann sicher auch auf das aus seinem Blütennektar veredelte Bienenerzeugnis. Und tatsächlich wird dem Obstblütenhonig die *Förderung der Aufnahme von Vitaminen und Mineralstoffen bei akutem Mangel* zugeschrieben. Idealerweise kann er diese Wirkung wohl in Verbindung mit dem Verzehr des wertvollen Obstes entfalten.

Bergblütenhonig

Dieser hellgelbe, köstlich schmeckende Honig stammt von einer Vielzahl genügsamer Pflanzen, wie etwa der bereits genannten Alpenrose, die im Sommer die kargen Bergregionen verschönern. Unermüdlich gehen die Bienen hier ihrer Sammelleidenschaft nach, soweit es das launische Gebirgsklima zulässt. Einen Teil der Strapazen hat ihnen der Imker dadurch abgenommen, dass er seine Bienenstöcke nicht nur in der Nähe der Blütentracht, sondern mit Bedacht eher am Fuß des Berges statt am Gipfel platziert. Das spart eine Menge Kraft, weil die Bienen bergauf quasi einen Leerflug unternehmen, ihren schwer beladenen Rückflug jedoch bergab, also unter Ausnutzung von Aufwind und Gravitation antreten können. Die dort oben vorherrschenden rauen Lebensbedingungen fordern auch den pflanzlichen Höhenbewohnern einiges an Widerstandskraft und Überlebenswillen ab. So verwundert es nicht, dass Bergblütenhonig zum einen bei *Erkältungskrankheiten*, zum anderen aber auch bei *Antriebslosigkeit* und *Erschöpfungszuständen* empfohlen wird.

Blütenhonig

Blütenhonig oder auch Blütenmischhonig ist die gängige Bezeichnung für meist dunkelgelbe bis hellbraune Honige, deren genaue Herkunft nicht von einer bestimmten Trachtpflanze abgeleitet werden kann. Blütenhonig ist eine Mischung aus verschiedenen Sorten. Doch das wertet ihn ja

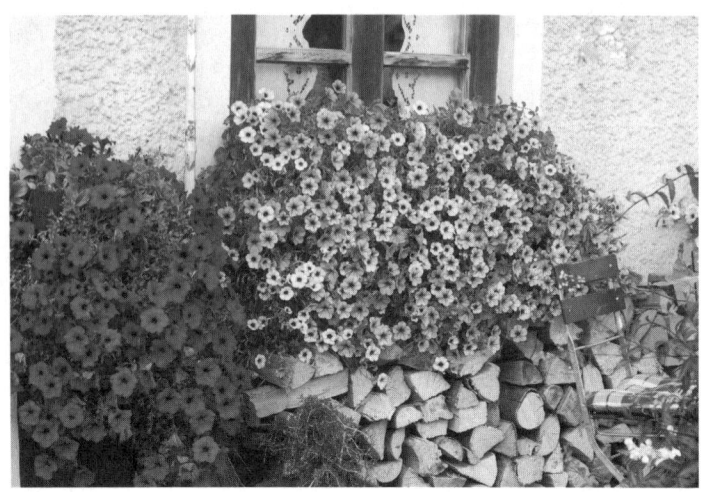

nicht unbedingt ab. Er vereinigt im Idealfall alle guten Eigenschaften der einzelnen Sorten. Blütenhonig, manchmal auch einfach Bienenhonig genannt, ist in der Regel
der Honig, der im Supermarktregal zu finden ist. Stolz verweist ein großes, darüber angebrachtes Schild darauf, dass
die Zeitschrift *Ökotest* im Oktober 2005 gerade jenen Honig, zusammen mit mehreren anderen für sehr gut befun-
den hat. Der geradezu lächerliche Preis von 1,09 Euro lässt
hierbei nicht unbedingt auf sorgfältigste Behandlung dieses empfindlichen Naturproduktes schließen, aber es gab
offensichtlich kaum etwas zu beanstanden. Die Billigware
kommt häufig aus Mexiko oder Südamerika. Ein preiswerter und guter Allround-Honig für alle Tage sozusagen. Zur
universellen Verwendung in der Küche, aber ohne weiteres
auch in der Hausapotheke sowie in Kosmetik und Bad ein-

zusetzen. Dementsprechend vielseitig sind auch die medizinischen Einsatzgebiete, bei denen er Unterstützung verspricht: *Antriebslosigkeit, Durchblutungsstörungen, allgemeine körperliche Schwäche, Erkältungen und Leberbeschwerden.* Bewahren Sie dieses kostbare Billigprodukt trotzdem nicht wie Ihr Discounter in Heizungsnähe und unter grellen Leuchtstoffröhren auf. Honig verdirbt zwar im landläufigen Sinne jahrelang nicht, seine wertvollsten Inhaltsstoffe mögen es jedoch eher kühl und dunkel.

Buchweizenhonig

Ein ziemlich dunkler Honig mit sehr intensivem, eigenartig harzigem Duft und Geschmack. Sicher nicht jedermanns Sache, ähnlich wie die als Getreideersatz verwendeten Früchte des Buchweizens (Fagopyrum), einem Knöterichgewächs. Buchweizenhonig enthält, wie der Buchweizen selbst, viele Mineralstoffe und Spurenelemente. Er wirkt sich daher besonders positiv auf *Verdauung und Stoffwechsel* aus. Buchweizenkraut enthält reichlich *Rutin,* ein Stoff, der nachweislich sehr gut zur Behandlung von diversen *Gefäßerkrankungen,* also *Durchblutungsstörungen, Venenleiden, Krampfadern (Varizen)* etc., geeignet ist. Das legt eine hierbei unterstützende Wirkung des Buchweizenhonigs nahe.

Eukalyptushonig

Entzündungen, besonders der Atemwege, wirkt das in den Eukalyptusblättern enthaltene Eukalyptol (Cineol) entgegen. Eine Eukalyptusart führt den Honig bereits in ihrem lateinischen Namen – *Eucalyptus melliodora* (nach Honig duftend). Eukalyptushonig ist erwartungsgemäß kräftig in Farbe und Geschmack und erweist sich als *infektionshemmend* sowohl *bei Erkrankungen der Atemorgane als auch der Harnwege.*

Fenchelhonig

Fenchel (*Foeniculum vulgare*), ein Doldengewächs wie auch der Anis, an den auch sein Aroma leicht erinnert, findet in der Küche als Tee, Gewürz oder Gemüse vielseitig Verwendung. Schon Säuglinge lernen ihn häufig als Tee zur Beruhigung kennen oder auch in seiner Honigvariante, wenn sich die ersten Zähne durch das Zahnfleisch schieben. Fenchelhonig beugt Schmerz und Entzündung vor. Da Fenchelhonig speziell für Kleinkinder angeboten wird, dürfte seine Anwendung auch bei Babys unbedenklich sein. Fenchelhonig wirkt *beruhigend auch bei Unruhe im Darm* und tut sehr gut *bei Husten und Heiserkeit.*

Heidehonig

Heide, Erika oder Calluna sind verschiedene Bezeichnungen für einen ausdauernden Zwergstrauch, der die ausgedehnten Heidelandschaften, z. B. in Norddeutschland und in anderen europäischen Ländern, bedeckt. Wenn das Heidekraut blüht, fliegen die Bienen einen Nektar ein, der den Rohstoff für einen außergewöhnlichen Honig bildet. Er hat eine rötlich gelbe bis braune Farbe, einen kräftigen, herbaromatischen Geschmack und besitzt üblicherweise eine schmalzig-geleeartige Konsistenz. Das mag daran liegen, dass Heidehonig einen ziemlich hohen Wassergehalt aufweist und daher auch nicht ganz einfach zu handhaben ist. Die Zeit der Erikablüte liegt im Herbst, also wenn die Sonnenscheindauer bereits merklich abgenommen hat und die Temperaturen gewöhnlich nicht allzu hoch ausfallen. Den richtigen Zeitpunkt zum Schleudern des Honigs abzupassen, verlangt dem Imker viel Fingerspitzengefühl ab, weshalb Heidehonig oft gepresst wird oder mit seiner natürlichen Verpackung als Waben- oder Scheibenhonig verkauft wird. In jedem Fall handelt es sich beim Heidehonig um einen *miel de cru,* wie die Franzosen sagen, einen sehr sortenreinen Honig. In der einzigartigen Landschaft und so spät im Jahr blühen nicht allzu viele Blüten um die Wette. In der Volksmedizin des Mittelalters und in Sebastian Kneipps Schriften wird das Heidekraut als vorzügliches Mittel zur Blutreinigung sowie bei Blasen- und Nierensteinen, Rheuma und Gicht angepriesen. Und, wie könnte es anders sein, wirkt Heidehonig ebenfalls *bei Blasen-, Nieren- und Prostatabe-*

schwerden. Des Weiteren weist er einen *hohen Eisengehalt* auf, was seinen *günstigen Einfluss auf Herz und Kreislauf* sowie auf die *Blutbildung* und damit auf die *Energieversorgung des Körpers* teilweise erklärt. Entlastung für das Herz bringt auch seine *harntreibende Wirkung.* Seine Herkunft lässt ebenfalls einen hohen Gehalt an Kalzium und Kieselsäure erwarten.

Kastanienhonig

Der Edelkastanienhonig, vornehmlich aus Nektar der männlichen, kerzenartigen Blütenstände, bleibt dank seines hohen Fruktosegehaltes lange zähflüssig und kristallisiert nur langsam. Er enthält reichlich Pollen und jede Menge Enzyme sowie Inhibine. Das sind Hemmstoffe, die schädliche Bakterien bekämpfen. Der Kastanienhonig ist sehr verträglich, *stärkt den Kreislauf, verbessert die Durchblutung und hilft körperliche Schwäche zu überwinden.* Geschmack und Aroma werden als kräftig-herb und zuweilen als penetrant und etwas bitter beschrieben. Die Farbe ist braun, rotbraun bis dunkelbraun.

Kleehonig

Der Wiesenklee oder Rotklee (*Trifolium pratense*) wird auch Futterklee genannt, denn er wird gern als Viehfutter angebaut. Der Volksmund spricht auch vom Honigklee. Von Mai bis September bildet er eine üppige Bienenweide. Sein

Aroma ist nicht sonderlich aufregend, aber gerade deshalb wird er wohl auch von Kindern und anderen Menschen geschätzt, die ein typisch aromatischer Honiggeschmack eher abschreckt.

Der häufigste Rohstofflieferant für den Kleehonig ist allerdings der Weißklee (*Trifolium repens*), der in der Volksmedizin auch gegen Rheuma und Gicht verwendet wird. Kleehonig ist cremig, weiß-gelblich bis hellbeige und schmeckt mild-weich und einfach lecker. Er kristallisiert schnell, fein und gleichmäßig, was bereits andeutet, dass sein Glukose-, also Traubenzuckeranteil entsprechend hoch ist – er wird deshalb von Sportlern als *rascher Energielieferant* sehr geschätzt. Andererseits wird ihm aber auch eine *beruhigende Wirkung*, besonders bei Babys und Kleinkindern zugeschrieben. Sicherlich finden sich in ihm die Stoffe wieder, die schon im Klee enthalten sind und die gegen Schleimhautentzündungen verschiedenster Art, auch im Darm, wirken und ihn zudem besonders geeignet zur *Wundbehandlung* machen. Kleehonig hilft *bei Unruhe, Verdauungsbeschwerden* und *unterstützt die Leberfunktion* und er wirkt *krampf- und schleimlösend. Probleme mit dem Wasserlassen* treibt er ebenfalls aus.

Lavendelhonig

Lavendelhonig ist ein klar durchscheinender, intensiv-würziger Honig mit edler Bitternote. Genau wie die angenehm duftenden Blüten, aus denen er gemacht wurde, wirkt Lavendelhonig *krampflösend und schmerzlindernd* besonders bei *Kopfschmerzen,* auch *Migräne* und *Erkältungen.* Er ist hilfreich bei *Nervosität* und *Stress.*

Der besondere Tipp
Gönnen Sie sich ein Lavendelbad und trinken Sie dabei mit Lavendelhonig gesüßten Lavendeltee. Das ist Entspannung pur!

Lindenblütenhonig

Bienen sammeln den Blütennektar von allen Lindensorten, bei uns meist von der Sommerlinde (*Tilia platyphyllos/grandifolia*) und mit zwei Wochen Verspätung, dafür aber umso reichlicher von der Winterlinde (*Tilia cordata/parvifolia*). Hier sollte ich erwähnen, dass der Lindenblütenhonig – oder genauer der Lindenhonig – so etwas wie eine Zwitterstellung einnimmt. Es dürfte sich dabei in aller Regel nicht um einen reinen Blütenhonig handeln, da es den Bienen relativ egal ist, ob sie den Honig aus Blütennektar oder aber aus Honigtau gewinnen. Honigtau ist ja das, was saugende Insekten nach Lindensaftgenuss wieder ausschwitzen. Die Bienen bedienen sich daran gern, bereits während der Blütezeit von Juni bis Juli, auf jeden Fall aber danach. Der aus diesem Gemisch von Honigtau und Blütennektar gewonnene Honig ist meist ein lichter, zartgelber bis grünlich gelber

Honig. Sein Geschmack ist ein klein wenig herb und erinnert an das Aroma ätherischer Öle. Das kann er auch gut in einem beruhigenden Honigbad verströmen. Seine *beruhigende, entspannende Wirkung* wird sehr *wohltuend bei Stress-Kopfschmerzen und Nervosität* – wie etwa bei *nervösem Magen oder Darm* – empfunden. Wie dem Lindenblütentee wird auch dem Lindenblütenhonig *wärmende und antiseptische Wirkung* nachgesagt, was ihn dafür geeignet macht, bei *Husten* und *Erkältungen mit und ohne Fieber* eingesetzt zu werden; auch bei *Appetitlosigkeit* wird er empfohlen. Es lohnt sich durchaus, ihn – idealerweise zusammen mit dem entsprechend abgekühlten Lindenblütentee – vorbeugend, ehe sich etwa Krankheitserreger bei uns eingenistet haben, anzuwenden. Aber sogar eine *hartnäckige Bronchitis* vermag eine Teekur aus Linden- und Huflattichblüten zu vertreiben, besonders wenn mit Lindenhonig nicht nur der Geschmack, sondern auch der Wirkungsgrad erhöht wird.

Löwenzahnhonig

Löwenzahnhonig hat in Anlehnung an die Blüten, aus denen er stammt, eine intensive goldgelbe Farbe, natürlich auch wegen seines hohen Pollenanteils. Als Honig mit beachtlichem Traubenzuckergehalt liefert er schnell Energie. Er besitzt einen typischen, hocharomatischen Geschmack. Die Heilwirkungen des Löwenzahns erklären sich aus seiner *Stimulation der Nieren- und Leberaktivitäten,* was wiederum einen *günstigen Einfluss auf das Bindegewebe* ausübt, das dadurch *stärker durchblutet* wird und sich von allerlei dort abgelagertem Unrat befreien kann. Löwenzahnhonig wird ebenfalls *bei Verdauungsstörungen, Leber- und Gallenblasenbeschwerden und zur Blutreinigung* empfohlen.

Melissenhonig

Die Hektik unseres Alltags und die ständige Reizüberflutung, die uns auch manchmal nach Feierabend nicht zur Ruhe kommen lässt, hindert uns häufig sogar am Einschlafen. Die Melisse und der aus ihrem Nektar komponierte Melissenhonig helfen Ihnen aber, jener Hektik zu entgehen. Die Melisse wirkt *sedativ,* also beruhigend, und *spasmolytisch,* d. h. krampflösend.

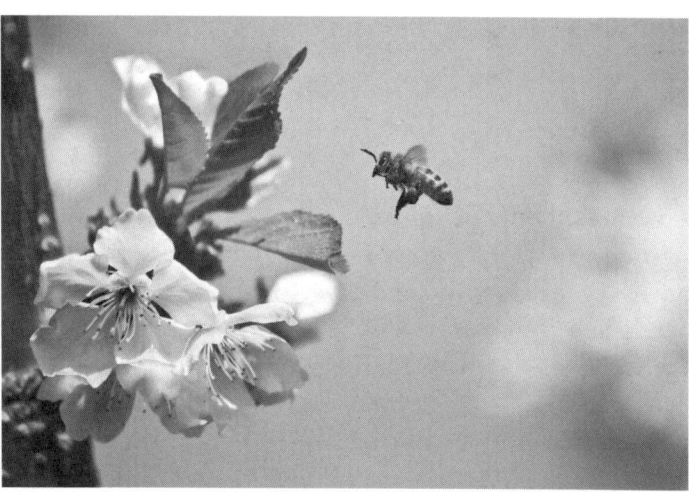

Melissenhonig übt einen *beruhigenden Einfluss auf Leber und Magen* aus und hilft Ihnen, *innere Unruhe und Schlafstörungen* zu überwinden.

Obstblütenhonig

Die Obstblüten werden von den Bienen im Frühjahr mit als Erstes angesteuert. Dabei werden die Bienen in unseren Breitengraden wahrscheinlich nicht allzu wählerisch sein können und den Nektar verschiedener Obstblüten zusammen verarbeiten. Sortenreiner Fruchtblütenhonig ist bei uns nicht leicht zu bekommen. Wie bereits beim Apfelblütenhonig erwähnt, *fördert* er *die Aufnahme von Vitaminen und Mineralstoffen.* Wenn Sie Ihren Obstsalat damit süßen, haben Sie eine ganz besondere *Vitaminbombe.*

Orangenblütenhonig

Die knappe Beschreibung in einem Buch lautet: goldgelb, normal fest, schmeckt nach Orangen. Erwähnenswert ist sicher, dass auch aus anderen Zitrusarten Blütenhonig gewonnen wird. Kleinere Imker in Italien bieten einen sogenannten Agrumi an, ein gemischtes Doppel als Ergebnis der Bienenvisite bei Orangen- und Zitronenblüten. Bei Zitrusfrüchten denken wir vielleicht in erster Linie an Vitamine, die unsere Abwehrkräfte stärken, und Honig enthält ja auch einige dieser lebenswichtigen Stoffe. Die gesundheitliche

Wirkung von Orangenblütenhonig wird aber eher als *beruhigend bei Nervosität und Einschlafstörungen* beschrieben.

Pinienhonig

Pinienbäume, wie sie die Küste und die Hügel der Toskana säumen, trotzen mit ihren stattlichen Stämmen den Stürmen und bieten mit ihren weit ausladenden Kronen Schutz vor Sonne und Regen. Der flüssige, dunkle Pinienhonig schmeckt angenehm kernig und wird als *bewährtes Mittel bei Bronchitis* geschätzt.

Rapshonig

Die endlosen gelben Rapsfelder üben auf Bienen eine unwiderstehliche Anziehungskraft aus. Alles, was ihnen traditionell im Frühsommer um die Ölsaatfelder herum angeboten wird, ignorieren die Bienen, weil sie nur noch für Raps schwärmen.

Rapshonig schmeckt fein-süß, mild, frisch und dezent aromatisch. Er kristallisiert rasch und ist dann fast weiß, meist aber auch ganz schön hart, es sei denn, der Imker hat ihn durch Rühren zu einem Cremehonig verarbeitet. Mit seinem hohen Traubenzuckergehalt ist er ein rascher Energielieferant. Als besonderen gesundheitlichen Gewinn bei Rapshonig können wir seine Fähigkeit verbuchen, *entspannend* zu wirken und *Beschwerden* zu *lindern*.

In der Volksmedizin wurde dieser Honig bei Herzkrankheiten empfohlen, wird aber auch bei der Therapie von Leber- und Atemwegserkrankungen verwendet.

Zum Nachdenken

Die moderne Agrarindustrie birgt Gefahren für Mensch und Biene. Honig ist nur so gut wie seine »Rohstoffe«. Es wird zwar behauptet, dass der Honig schon deshalb kaum Pestizidrückstände aufweist, weil die Bienen, die sich bei der Arbeit vergiften, bereits unterwegs verenden und ihre Giftlast nicht mehr in die Waben einbringen können, doch sollten Landwirtschaft, Politik und wir alle dafür sorgen, dass Pflanzen und Umwelt so unbelastet wie möglich bleiben.

Rosmarinhonig

Rosmarin verleiht vielen Gerichten eine herrliche Würze. Es peppt langweiliges Essen gehörig auf, so wie das Kraut und der aus den Rosmarinblüten erbeutete Honig erschlafften Menschen wieder Leben einhaucht, denn Rosmarin wirkt tonisierend auf den Kreislauf und ausgleichend auf das Nervensystem. Da Rosmarin Antriebslosigkeit und Erschöpfung entgegenwirkt, indem unter anderem das Zentralnervensystem aktiviert und eventuell der Blutdruck erhöht wird, sollten Sie die entsprechende Bad-Tee-Honig-Kombination (sie-

he Lavendelhonig) besser in die Morgenstunden legen. Die Volksmedizin sagt dem Rosmarinwein eine potenzsteigernde Wirkung nach. Vielleicht *stimuliert* der Rosmarinhonig ja auch mehr als nur *Leber und Galle*. In der Schwangerschaft wird von Rosmarintee abgeraten, eventuell sollte man das auch bei Rosmarinhonig beachten. Der hell bernsteinfarbene Rosmarinhonig verströmt ein herb-süßes Blütenaroma, hinterlässt einen mild-bitteren Beigeschmack und wirkt *hilfreich bei Verdauungsbeschwerden*.

Salbeihonig

Salbei (*Salvia*) enthält ätherisches Öl, Gerb- und Bitterstoffe und Flavonoide. Der blass bernsteinfarbene Salbeihonig wird gepriesen als ein Reiz- und Stärkungsmittel. Die Salbeiblüte vereint die feinen aromatischen Eigenschaften des Krautes mit einer milden Süße. Das Parfüm daraus findet sich im Salbeihonig wieder. Bei uns wird meist gewöhnlicher Salbei (*Salvia officinalis*) kultiviert. Das klingt fast etwas verächtlich, zumal es sich doch hier um eine eher außergewöhnliche Heil- und Gewürzpflanze handelt. Sie vermag Entzündungen am Zahnfleisch, in Mund und Rachen zu heilen, wirkt beruhigend, setzt die Schweißabsonderung herab und beeinflusst Magen und Darm günstig. Salbeihonig wird *bei Erkrankungen der Atemwege,* insbesondere bei *Halsschmerzen* empfohlen. Salbeihonig, vorzugsweise in nicht zu heißem Salbeitee verabreicht, *bringt schwächelnde Kinder wieder auf die Beine* und *lindert den lästigen Reizhusten.*

Sonnenblumenhonig

Die Sonnenblume (*Helianthus annuus*) scheint stets wie eine Parabolantenne auf den jeweiligen Stand ihrer Namensgeberin ausgerichtet zu sein, deren Kraft sie in Biophotonen speichert. Mit den Sonnenblumenkernen essen wir also Licht. Sonnenblumenöl ist reich an ungesättigten Fettsäuren und enthält Carotinoide und Lecithin. Die ungesättigten Fettsäuren, zu denen auch die essenziellen Fettsäuren gehören, sind echte Aktivposten, die u. a. am Aufbau sämtlicher Membranen beteiligt sind. Die Arbeitsgemeinschaft Biene/Sonnenblume spielt dabei eine wichtige Rolle. Eine Tinktur aus den frischen Blütenblättern der Sonnenblume soll als Fiebermittel bei Malaria selbst dann noch Hilfe bringen, wenn hohe Dosen von Chinin versagen. Daher eignen sich die Blütenblätter – als Tee zusammen mit Lindenblüten verabreicht – auch als Grippemittel: Stärkung der Widerstandskraft vereint mit Fiebersenkung. Das Ganze zusätzlich mit Sonnenblumen- und Lindenhonig verstärkt, und Ihr Körper ist gut gewappnet gegen den nächsten grippalen Infekt.

Sonnenblumenhonig ist auffallend goldgelb und zähflüssig bis feincremig und schmeckt herzhaft aromatisch; ihm wird eine *verdauungsfördernde Wirkung* zugeschrieben.

Tannenhonig

Bienen, die von den Imkern in der Nähe von Tannenwäldern stationiert werden, sammeln den Honigtau, das, was Blattläuse ausscheiden, nachdem sie an den Tannen gesaugt haben. Tannenhonig hat eine grünlich dunkle Farbe.

Tannenhonig enthält die *ätherischen Öle* der Nadelbäume und eignet sich bestens zur Behandlung von *Bronchialerkrankungen mit Schleimansammlungen und Atembeschwerden* auch mittels Inhalation.

Thymianhonig

Thymian, den der Volksmund auch Immenkraut nennt, enthält ätherisches Öl mit reichlich Thymol und anderen Wirksubstanzen. Die Haupteinsatzgebiete von Aufbereitungen aus dem blühenden Thymiankraut befinden sich im Atem- und im Verdauungstrakt. Ein französischer Chirurg verwendet vorzugsweise Thymianhonig zur Wundversorgung, häufig ohne zu nähen.

Die schon erwähnte Bad-Tee-Honig-Kombination (ein Thymianbad nehmen und gleichzeitig mit Thymianhonig gesüßten Thymiantee trinken) bietet sich gerade beim Thymian an. Bei *Husten (auch Keuchhusten)* sowie bei *Nervenschwäche, Rheuma* und *Darmbeschwerden* erfährt man Entspannung und gleichzeitig Kräftigung. Aber auch Thymianhonig allein ist schon wirkungsvoll.

Waldblütenhonig

Für Bienen gibt es besonders im lichten Unterholz und am Waldrand einiges an Blüten, z. B. vom Ehrenpreis, vom Faulbaum, von Himbeeren und Brombeeren. Von Mai bis in den Winter lohnt es sich für Bienen auf jeden Fall immer mal vorbeizufliegen, da der Brombeerstrauch, mit eventuellen Unterbrechungen, während dieser langen Periode immer wieder Blüten treibt. Einige Imker haben ihre Bienenvölker direkt am Waldrand »stationiert«, damit sie für uns den leckeren, dunkelgelben bis hellbraunen Waldblütenhonig bereiten können, der gut bei *Mund- und Halsentzündungen* sowie bei *Verstopfung* eingesetzt werden kann.

Waldhonig

Noch mal kurz zur Wiederholung: Waldhonig wird vornehmlich aus Honigtau gewonnen, der klebrig-süßen Hinterlassenschaft von Blattläusen. Darin findet sich der enzymatisch aufbereitete Saft von Nadel- und Laubbäumen wie etwa Fichten

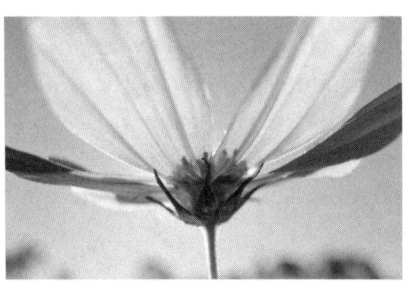
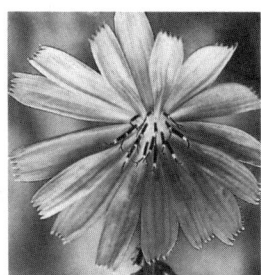

und Eichen. Im kräftig-würzigen, fast malzigen Waldhonig sind sehr *viele Mineralien,* vor allem *Kalium und Eisen* enthalten. Doch auch Spurenelemente und Harzanteile machen ihn *zur Wundpflege besonders geeignet.* Die balsamischen, ätherischen Anteile, die das typische Nadelholzaroma im Waldhonig tragen, ergänzen die *antiseptischen* Eigenschaften der Eiche (wenn Honigtau von Eichen gesammelt wurde).

Waldhonig wirkt daher *entzündungshemmend z. B. bei Erkrankungen der Atemwege wie Husten und Erkältungen allgemein,* aber auch als *Stärkungsmittel bei schwacher Abwehr, schwachen Nerven* und was sonst noch so gestärkt werden muss.

Weißdornhonig

Weißdorn wird seit alters her bei Herzbeschwerden eingesetzt. Auch Weißdornhonig können wir zur unterstützenden Behandlung bei den verschiedensten *Herzbeschwerden* empfehlen. Über Weißdorn schreibt Pahlow: »Seine zum Erfolg notwendige lange – in manchen Fällen ständige – Anwendung ist absolut unschädlich, seine Wirkung eindrucksvoll und überzeugend.« Das Ganze erinnert Sie vielleicht an das, was wir schon einmal über den Honig gesagt haben: Er hilft ohne Nebenwirkungen – und immer ganzheitlich.

Wie unsere kleine Sortenkunde hoffentlich gezeigt hat, bietet uns die Schöpfung – und besonders das Pflanzenreich – einen gewaltigen Fundus an Wirkstoffen. Und dass wirkungsvolle Medizin dabei keineswegs bitter schmecken muss, stellen die wohlschmeckenden Honigsorten unter Beweis.

Manukahonig – ein Breitbandprobiotikum

Manukahonig (Manuka – spezielle Teebaumsorte) ist einzigartig – ein echtes Unikat. Er erfüllt Professoren z. B. an der Universität von Waikato, Neuseeland, seit nunmehr 20 Jahren mit Begeisterung und Ehrfurcht. Manuka ist der Name, den die Maori, die Ureinwohner Neuseelands, einem überaus robusten Myrtengewächs gaben, das ausschließlich in ihrem Land beheimatet ist. Als im 18. Jahrhundert der Entdecker und Weltumsegler James Cook Neuseeland erreichte, hatte er auch den Botaniker Sir Joseph Banks an Bord. Unter seinen Aufzeichnungen über die neuseeländische Flora finden sich interessante Beobachtungen zu den Praktiken der Maori-Medizinmänner, die die schmal-spitzen, federartigen, immergrünen Blätter bestimmter Bäume (die sie Manuka nannten) quetschten und als *Wundauflagen* benutzten. Des Weiteren kauten die Maori auch die Samen oder Teile von Jungpflanzen, um *Magen-Darm-Beschwerden* zu behandeln. Die helle papierähnliche Rinde diente ihnen als *Einschlafhilfe* und die Blätter wurden nicht nur zur Behandlung von *Hautkrankheiten,* sondern – etwa in Form eines Teeaufgusses – auch bei *Blasenerkrankungen* und *Erkältungen* genutzt. Als Tee wurden sie auch der von der langen Seefahrt gebeutelten Schiffsmannschaft verabreicht, der es daraufhin sichtlich besser ging. Kapitän Cook gab dieser bemerkenswert vielseitigen Heilpflanze schließlich den Namen Tea Tree (Teebaum). Botaniker gaben ihm den Namen *Leptospermum scoparium*. Wir werden, der Einfachheit halber, bei seinem Rufnamen Manuka bleiben. Manuka wächst überall in Neuseeland wild, wobei er feuchten Boden bevorzugt. Dieses zähe Gewächs verfügt über eine schier unausrottbare Vitalität, was die Bauern nicht unbedingt erfreute. Mittlerweile bauen sie sogar Manuka statt Gemüse an – das aus den Blättern gewonnene Manukaöl erzielt ja auch recht beachtliche Preise. Da der von den Manukapflanzen bevorzugte morastige Boden keinen Einsatz schwerer Maschinen erlaubt, werden die Blätter von Hand geerntet. Ein Pflücker sammelt immerhin etwa eine Tonne Blätter am Tag, was eine Ölausbeute von maximal zehn Litern ergibt. Der Manukabaum verfügt über eine besondere Eigenschaft: Manuka erzeugt seine Pestizide selbst, die ihn vor Bakterien, Pilzen und anderen Parasiten schützen. Bei einem derzeitigen Preis von etwa 100 Euro für das Kilogramm eines aktiven Manukahonigs mit UMF 25+ kommen wir schon den mittelalterlichen Preiskategorien für das sprichwörtliche Wabengold bedrohlich nahe. Was es mit dem UMF-Code auf sich hat, wird Ihnen gleich sein Entdecker, Professor Peter Molan, erläutern.

Der Wirkstoffcocktail im Manukaöl enthält annähernd 100 organische Verbindungen mit einem erstaunlichen Wirkspektrum. Ihm wird eine bis zu zwanzigfach größere Effektivität gegenüber anderen, ebenfalls wirksamen Teebaumölen bescheinigt, wenn es um seine antibakteriellen Eigenschaften z. B. gegen Staphylokokken oder Streptokokken geht. Das Zusammenspiel der Einzelwirkstoffe hat starke Auswirkungen nicht nur auf Bakterien, sondern ebenso auf Viren und Pilze. Bei einem einstoffigen Antibiotikum dagegen, das stets mit derselben Strategie aufwartet, entwickeln krank machende Mikroorganismen schnell eine Resistenz.

Ich habe Manukahonig ein außergewöhnliches *Probiotikum* genannt, und im umfassendsten Sinne ist es tatsächlich ein Probiotikum. Seine antibiotischen Aktivitäten entfaltet er nämlich nur gegenüber schädlichen Organismen, während er gleichzeitig viele heilende und kräftigende Maßnahmen des Körpers unterstützt. Dies trifft grundsätzlich auf jeden Honig zu, doch Manukahonig nimmt hierbei eine Ausnahmestellung ein. Seine antibakteriellen Eigenschaften übertreffen die von schwach wirksamen Honigen um das Hundertfache. Neben Manukahonig wurde ein vergleichbares Wirkpotenzial bisher nur in einem australischen Teebaumhonig gefunden, der von der verwandten Gattung *Leptospermum polygalifolium* gewonnen wird.

Die Maori waren viele Jahrhunderte einfach damit zufrieden, dass Manuka hilft. Davon sind auch Professor Molan und sein Forscherteam an der Universität von Waikato nach wie vor überzeugt. Da man auch dort noch immer nicht exakt benennen kann, was da eigentlich wirkt, hat man ein System entwickelt, das Auskunft über den Wirkungsgrad von »aktiven Manukahonigen« gibt: UMF = Unique Manuka Factor (einzigartiger Manukafaktor). In Standard-Laboruntersuchungen wird die antiseptische Wirkung mit einem konventionellen Antiseptikum wie etwa Phenol (Karbolsäure) verglichen. Der Sättigungsgrad der Karbolsäure, der der antiseptischen Wirkung des getesteten Manukahonigs entspricht, bildet den Zahlenteil des UMF-Codes. UMF 10+, der häufigste, medizinisch eingesetzte aktive Manuka, entspricht mindestens einer zehnprozentigen Phenollösung. Phenol wird in 0,25–0,5%-Lösung als Konservierungsmittel für Seren und Impfstoffe eingesetzt. Der stärkste Manukahonig wird derzeit als UMF 25+ angeboten.

Professor Molan führt weitere Gründe an, warum Manukahonig anderen Honigen überlegen ist. Im Gegensatz zu anderen Honigen bleibt UMF auch nach unsachgemäßer und langer Lagerung stabil und aktiv und entfaltet bereits in unverdünntem Honig seine antibakteriellen Aktivitäten und dringt dabei tief in infiziertes Gewebe vor. Honig mit UMF kann unter allen Bedingungen – auch unter einem dichten Wundverband bzw. in tiefen Wunden – arbeiten und büßt auch seine Effektivität nicht ein, wenn er durch Körperflüssigkeiten verdünnt wird. Manukahonig mit UMF ist etwa doppelt so wirksam gegenüber den häufigsten Wundkeimen wie *Staphylococcus aureus* oder *Escherichia coli* wie Honige ohne UMF. Um ein mögliches Restrisiko für Verunreinigungen des Honigs durch potenziell pathogene Erreger wie etwa Clostridien auszuschließen, wird der klinisch verwendete Manukahonig vorsorglich gammabestrahlt, was seine Effektivität in keiner Weise beeinträchtigen soll.

Es gibt einige Bezugsquellen für Manukahonig. Neben Bioläden und Reformhäusern, die in der Regel keine Aktivversion mit UMF anbieten, sind diverse Internetanbieter im In- und Ausland recht gut sortiert. Auf den entsprechenden

Homepages outen sich meist zufriedene Anwender, die von der unglaublichen Heilung ihrer Magen-, Duodenal- oder Unterschenkelgeschwüre berichten. Ein Engländer erzählt vom Befall seiner Lunge durch einen sehr seltenen, antibiotikaresistenten Keim, der mit ernsthaften Atembeschwerden und blutigem Auswurf einherging. Die einzige Behandlungsofferte war eine zweijährige Seriengabe von drei verschiedenen Antibiotika, die der über Siebzigjährige ablehnte, weil er ohnehin allergisch darauf reagieren würde und auch nicht recht verstehen konnte, was dies bei resistenten Bakterien ausrichten sollte. Nun, nach einer Woche Manuka 16+ fing er an, sich besser zu fühlen, und nach acht Wochen waren seine Blutwerte und die Röntgenaufnahmen ohne Befund. Ein Honighändler aus dem Ruhrgebiet überließ mir eine E-Mail-Korrespondenz mit einem Kunden in Wien, der über einen gewissen Zeitraum regelmäßiger Abnehmer von aktivem Manukahonig war, dann aber nichts mehr bestellte. Da dieser Kunde zuvor für ein paar 100 Euro bestellt hatte, erkundigte sich der Händler bei ihm, ob er nicht mehr zufrieden sei. Der Kunde versicherte jedoch, dass er äußerst zufrieden sei, da sein Magengeschwür samt *Helicobacter pylori* verschwunden sei und ihm der gute Manukahonig nur zum Naschen einfach zu teuer wäre …

Manuka ist auch meist der Honig, der in Kliniken zum Einsatz kommt. Davon berichtet das nächste Kapitel.

Honig in der Klinik

Honig in der Klinik beschreibt dessen täglichen, unmittelbaren Einsatz. Dieser ist noch nicht so selbstverständlich wie seinerzeit in den Feldlazaretten des Ersten Weltkriegs, doch mehren sich die Berichte über die erstaunlichen Erfolge, die weltweit mit Honig z. B. als Wundauflage gemacht werden. Als in den 1980er-Jahren der australische Arzt Barry Marshall seine Entdeckung bekanntgab, dass Magengeschwüre durch das Bakterium *Helicobacter pylori* verursacht würden und daher nicht mit dem Skalpell, sondern mit einer Kombination aus Wismut und Antibiotika zu beseitigen seien, erntete er dafür meist nur Spott und Widerspruch. Heute hat sich diese Auffassung fast überall durchgesetzt. Die Behandlung mit Antibiotika stieß jedoch auch bald an ihre Grenzen, selbst wenn verschiedene Mittel kombiniert bzw. nacheinander verabreicht wurden. Es kam immer wieder zu Rückfällen, nachdem die Behandlung abgeschlossen war. Was bewirkt hier nun der Honig, was Antibiotika nicht können?

Forschungen in Neuseeland

Der bereits im vorhergehenden Kapitel erwähnte Prof. Peter C. Molan hat sicher so etwas wie eine Vorreiterrolle inne, was den klinischen Honigeinsatz, zumindest in den westlich geprägten Industrienationen betrifft. In Staaten der sogenannten Dritten Welt wie auch in Osteuropa und den arabischen Ländern ist die Verwendung von Honig, nicht nur in Ermangelung teurer Pharmazeutika, eher selbstverständlich. Professor Molan und seinen Mitarbeitern bei der Waikato Honig-Forschungseinheit ist es zu verdanken, dass Medizinerkollegen weltweit ihre Unwissenheit und Vorbehalte ablegen, um sich ernsthaft mit dem therapeutischen Potenzial von Honigen auseinanderzusetzen. In seinen Veröffentlichungen nimmt Molan Bezug auf Untersuchungen, die in vitro (Labor) wie auch in vivo (Patienten/Tierversuche) belegt sind. Manche Berichte beziehen sich rückblickend auf Krankengeschichten, die bei vergleichbaren Ausgangssituationen zu besseren oder zumindest gleichwertigen Ergebnissen der Honiganwendung gegenüber einer konventionellen Behandlung führten. Er verweist auf Tierversuche, die ebenfalls die Überlegenheit von Honigen im Vergleich mit anderen Mitteln verdeutlichen. Forschern wie Molan ist es auch zu verdanken, dass man gelernt hat, bei Honigen zu differenzieren, also nicht lapidar von dem Honig als solchem spricht, sondern von diversen Honigsorten mit unterschiedlichem Potenzial. Professor Molan nimmt in seinen Abhandlungen Bezug auf weit über 100 Quellen. Neben etlichen Tierversuchen finden sich dort klinische Beobachtungen, klinische Versuche, aber auch regelrechte klinische Studien mit menschlichen Patienten.

Die vielen klinischen Beobachtungen erheben zwar keinen Anspruch auf wissenschaftliche Genauigkeit, würden aber nach Molans Auffassung bereits eine hinreichende Begründung für den regelmäßigen Einsatz von Honig als Wundverband liefern – insbesondere wenn man sie mit den Ergebnissen vergleicht, die sonst gebräuchliche Materialien erzielen. Die physikalischen Eigenschaften von Honig stellen eine *schützende Barriere* dar und schaffen durch Osmose ein *feuchtes Wundheilklima* in Form einer Honiglösung, die *nicht mit dem darunter liegenden Wundgewebe verklebt.* Eine bakterielle Besiedelung dieses feuchten Milieus wird durch *antibakterielle Eigenschaften* des Honigs verhindert. Daher eignet sich Honig, im Gegensatz zu anderen feuchten Wundverbänden, auch für infizierte Wunden. Die antibakteriellen Komponenten behindern in keiner Weise den Heilungsprozess, Honig übt sogar offensichtlich eine *stimulierende Wirkung auf die Regeneration des Gewebes* aus. Zusätzlich gibt es klare Hinweise auf *entzündungshemmende Aktivitäten.* Bemerkenswert ist auf jeden Fall, dass Honig oft *in Rekordzeit ein steriles Wundmilieu* schafft, in dem selbst eine bestehende Nekrose, also das fortschreitende Absterben des Gewebes, gestoppt und abgestorbenes oder brandiges Gewebe klar abgegrenzt, abgelöst und durch neues Granulations- bzw. Epithelgewebe ersetzt wird. Honig *verhindert bei Brandwunden die gefürchteten Sekundärinfektionen durch Bakterien,* die üblicherweise den Heilungsprozess verzögern. Der *Reinigungseffekt* durch Honig hinterlässt eine *saubere, keimfreie Wunde,* auf deren Grundlage eine evtl. erforderliche *Gewebetransplantation problemlos* anwachsen kann, falls sie nicht sogar durch die Honigwirkung ganz überflüssig wurde.

Einige klinische Studien betreffen nicht heilende Wunden unterschiedlichster Genese, darunter Mundhöhlenkrebs, diabetische, traumatische oder tropische Ulzera (Geschwüre) und Dekubitus (durch Bettlägerigkeit verursachte Druckstellen und Geschwüre). Nachdem Klinikärzte entschieden hatten, dass sie genügend lang (einen Monat bis zwei Jahre) mit konventionellen Mitteln, mit äußerlichen Antibiotika und Desinfektionsmitteln ohne nennenswerten Erfolg herumgedoktert hatten und die Wunden sich eher vergrößerten, wagten sie den Honigversuch, manchmal sicher in dem Bewusstsein, dass die Situation so oder so nicht schlimmer werden könnte. Und sie sollten in fast allen Fällen eine riesige Überraschung erleben. In einer Studie waren 51 von 58 Wunden innerhalb einer Woche keimfrei, die anderen waren es noch schneller. Fauliges Gewebe wurde abgestoßen und konnte schmerzfrei abgehoben werden. Umgebende Ödeme verschwanden, nässende Geschwüre trockneten ab und übelriechende Wunden waren innerhalb einer Woche geruchsneutral. Die Gemeinsamkeit in dieser und ähnlichen Studien bestand darin, dass die betreffenden Wunden vor der Honigbehandlung auf keine andere Therapie reagiert hatten. Die auffällige Übereinstimmung der Resultate (und die große Zahl von Patienten) lässt es äußerst unwahrscheinlich erscheinen, dass diese zufällig und nicht aufgrund der Honiganwendung entstanden sind. Die Studien liefern hinreichende Beweise dafür, dass Honig erfolgreich den Heilungsprozess fördert, wo konventionelle therapeutische Vorgehensweisen ins Leere laufen.

Professor Molan kann jedoch auch auf klinische Versuche verweisen, sogenannte kontrollierte, randomisierte Studien inbegriffen. Eine Studie vergleicht die Behandlung von nach Kaiserschnitt wieder aufgebrochenen Wundnähten. Die mit Honig behandelten Wunden heilten wesentlich schneller mit gesundem, geruchlosem Gewebswachstum, ohne erneuten chirurgischen Eingriff unter belastender Vollnarkose und mit Extranaht, wie sie bei konventioneller Behandlung erforderlich wurden.

Die meisten kontrollierten Studien betrafen Patienten mit vergleichbar schweren Verbrennungen ähnlichen Ausmaßes. Ob gegenüber der Behandlung mittels OpSite®, den konventionell eingesetzten Silbersulfat-Präparaten oder auch alternativen Behandlungen mit Kartoffelschalen bzw. Fruchtblasenmembranen, Honig bewies jeweils eine z.T. erdrückende Überlegenheit. Molan fügt hinzu, *dass Honig direkt zur Ernährung des Regenerationsgewebes beiträgt,* wobei Aminosäuren und Vitamine eine bedeutende Rolle spielen. Er erwähnt auch, dass Honig *ein ideales Erste-Hilfe-Mittel* sei, leicht verfügbar und einfach in der Handhabung. Es sei besonders geeignet als Notfallmittel bei Verbrennungen, wenn die übliche Kühlung vielleicht nur mit verunreinigtem Wasser möglich ist, was zu schweren Infektionen des traumatisierten Gewebes führen würde. Honig stelle dabei nicht nur eine unmittelbare entzündungshemmende Maßnahme dar, sondern würde gleichzeitig antibakteriell aktiv und forme eine Barriere, die weitere Infektionen verhindert. Und was die Befürchtung anbelangt, Honig selbst könne Bakterien, z.B. die anaeroben Clostridien enthalten, führt Molan aus, dass auch diese nicht überleben könnten, sobald das Wasserstoffperoxid gebildet würde. Alle von ihm erwähnten Studien etc. wären mit nicht sterilisiertem Honig durchgeführt worden. Für die klinische Zulassung in manchen Ländern bedarf es jedoch der Keimfreimachung durch Gammabestrahlung, was die Wirkung nicht beeinflussen soll.

Kampf gegen Hospitalkeime in Großbritannien

»Honig könnte NHS-Superkeimen den Stachel nehmen«, war ein Artikel in der *Daily Mail* vom 21.11.2002 überschrieben. NHS (National Health Service) ist das nationale Gesundheitssystem Großbritanniens. Der Artikel berichtet, dass Honig in der Lage sei, mutierte Bakterienstämme, einschließlich MRSA, die bereits alle, mit Ausnahme der stärksten Antibiotika, besiegt hätten, abzutöten. Der Ausbruch von Infektionen mit diesen Hospitalkeimen kostet den Gesundheitsdienst jedes Jahr eine Milliarde Pfund in Form von Zusatzbehandlungen sowie 5000 Krankenhauspatienten direkt das Leben. Bei weiteren 15 000 verstorbenen Patienten spielen Krankenhauskeime ebenfalls eine Rolle als Todesursache.

Die Mikrobiologin Dr. Rose A. Cooper leitet ein Forschungsteam am University of Wales Institute in Cardiff.

Im März 2004 wurden Manukahonig-Wundverbände und sterilisierte Manukahonigcreme in NHS-Krankenhäusern zugelassen. Sie erfüllen nicht nur die strengen Richtlinien der Regulierungsbehörde für Medizingüter (MHRA) im britischen Gesundheitsministerium, sondern auch die Anforderungen für die CE-Markierung, die für eine Verbreitung in der Europäischen Gemeinschaft notwendig ist. Im August 2005 wurden weitere medizinische Honigprodukte von zwei anderen Anbietern zugelassen. Mit dem leichteren Zugang zu lizenzierten Produkten und der damit verbundenen Rechtssicherheit darf man erwarten, dass wesentlich mehr Mediziner die Vorzüge der Honiganwendung zum Nutzen ihrer Patienten entdecken wollen. Die äußerst ermutigenden Forschungsergebnisse von Cooper und Kollegen haben sicher entscheidend dazu beigetragen. Die Honigpräparate gibt es zwar auch nicht zum Nulltarif, doch die Kosteneinsparung ist gewaltig, ganz zu schweigen von dem ersparten Leid für Patienten und Angehörige. Dr. Cooper beschäftigt sich seit Jahren mit der medizinischen Nutzung von Honigen und hat bereits etliche Publikationen zu diesem Thema verfasst, einige davon gemeinsam mit P. C. Molan. Besondere Anerkennung verdienen die Untersuchungen der antibakteriellen Eigenschaft von europäischen Honigen. Cooper und Kollegen testeten z. B. 30 Proben portugiesischer Honige. Zwar fanden sie dabei bislang keinen Honig, der mit Manuka gleichzusetzen wäre, doch zeigte ein bestimmter Lavendelhonig von Blüten der *Lavandula stoechas* eine antibakterielle Aktivität, die einen UMF von 11,5 ergeben würde.

Durch eine Vielzahl vergleichender Laboruntersuchungen kamen Dr. Cooper und ihre Mitarbeiter zu der Einsicht, dass besonders der Manukahonig bereits in minimaler Konzentration von etwa 3% (in entionisiertem Wasser) antibakteriell wirkt. Eine der wertvollsten Erkenntnisse aus umfangreichen Laboruntersuchungen über die Empfindlichkeit diverser Keime gegenüber *Honig* ist die, dass Mikroben – egal, ob sie bestimmte Antibiotika überstehen oder nicht – in Honig nicht überleben. Nebenbei fördert Honig die Wundheilung und greift nicht das menschliche Gewebe an. Besonders Honige wie Manuka, die phytochemische Komponenten enthalten, deren Wirkung offensichtlich ist, die man jedoch in ihrer Zusammensetzung, Herkunft und Bedeutung nach wie vor nicht klar benennen kann, *stehen zum unverzüglichen Einsatz am Patienten bereit.* Es besteht kein Grund zu warten, bis alle komplexen Wirkmechanismen von Honigen endgültig entschlüsselt wurden, bevor man ihren unbestreitbaren Wert medizinisch nutzt. Äußerliche Anwendungen, selbst bei Wundinfektionen mit multiresistenten Stämmen von Pseudomonas-Spezies wie *Burgholderia cepacia* und *Pseudomonas aeruginosa* zeigen überzeugende Resultate. Diese Keime dringen verstärkt in Krankenhäuser vor (obwohl und vielleicht sogar gerade *weil* man dort alles besonders steril hält), und es passiert leider immer öfter, dass aus einem Routineeingriff ein längerer, häufig ziemlich schmerzhafter Leidensweg wird. Die genannten Erreger können neben anderen Körperregionen auch die Lungen befallen. Die Honigwirkstoffe dorthin zu bringen scheint eher schwierig, doch spezielle Aufbereitungen zur Inhalation können eine konventionelle Therapie vielleicht nicht ganz ersetzen, sie jedoch bedeutend unterstützen.

Wie Dr. Cooper und Kollegen nachweisen konnten, beruht eine entzündungshemmende Wirkung des Honigs darauf, dass er die *Produktion von Zytokinen durch Monozyten bzw. Makrophagen anregt.* Das verstärkt das Bild einer Rundumsanierung durch Honig. Zerstörtes und abgestorbenes Gewebe wird entfernt, während gleichzeitig frisches Gewebe aufgebaut wird.

Fallbeschreibung

Unter den Fallbeschreibungen, die mir Frau Dr. Cooper überließ, war sicher der Fall des 15-jährigen Jem Bonnievale (Name wurde geändert) der bewegendste. Der Erreger *Neisseria meningitidis* ist als Verursacher von Hirnhautentzündungen (Meningitis) bekannt, kann jedoch auch eine Meningokokkensepsis verursachen. Es kommt zu Gewebszerfall mit Ödemen und schwerwiegender Unterversorgung der minderdurchbluteten Areale. Jem verlor dadurch beide Unterschenkel und Teile seiner Hände. Doch damit war für ihn die Agonie noch lange nicht beendet. Die Endotoxine schädigen die Haut mehr als jedes andere Organ, und Jems Haut war eine einzige Entzündung. Für Jem bedeutete das unerträgliche Schmerzen und jeder Verbandswechsel war nur unter Vollnarkose durchzuführen. Die Hände verheilten recht komplikationslos, jedoch Hautverpflanzungen und sonstige Bemühungen um Heilung der Beine scheiterten. Verschiedenste Verbandsmaterialien und Antiseptika wurden neun Monate lang versucht. Auch für das Krankenhauspersonal war es eine starke Belastung. Die entzündeten Hautstellen waren mit verschiedenen Bakterien, mit Pseudomonas, Enterokokken und Staphylokokken besiedelt, die auf Antibiotikagaben nicht ansprachen. Zusätzlich hatte sich auch noch ein Druckgeschwür am Sitzfleisch gebildet. Jetzt endlich durfte Manukahonig ans Werk und beweisen, was für ein unglaubliches Potenzial in ihm steckt. Schon nach wenigen Tagen gab es Zeichen von Gewebsneubildungen, die mit einer Verringerung der pathogenen Keime einherging. Nach einigen Wochen waren Pseudomonas und Enterokokken nicht mehr vorhanden und die Staphylokokken schienen den Heilungsprozess nicht zu behindern. Auch der äußerst unangenehme Geruch verschwand unter der Honiganwendung. Innerhalb von zehn Wochen heilten die entzündeten Hautstellen und das Geschwür am Po. Nach wenigen Wochen konnte Jem beim Verbandswechsel ohne Vollnarkose, nur mit einer Mischung aus Lachgas und Sauerstoff auskommen. Da Honig den Verband nicht mit der Wunde verklebte und gleichzeitig die Heilung voranschreiten konnte, legte der Junge seine negative Erwartungshaltung allmählich ab und fing sogar an, sich Gedanken über seine Zukunft zu machen.

Ich hoffe, dass es bald noch viel mehr Mediziner wie Cheryl Dunford, die diese Honigbehandlung leitete, geben wird, damit immer mehr Patienten von der erstaunlichen Heilkraft des Honigs profitieren können.

Erfreuliche Entwicklungen zeichnen sich auch in Deutschland ab, auf der Kinder-Krebsstation, einer Abteilung der Bonner Uniklinik. Darüber will ich im nächsten Kapitel berichten.

Wundheilung bei Krebspatienten in Deutschland

Trotz der sensationellen Nachrichten war es nur eine kurze Pressemitteilung, die in der *Berliner Zeitung* und der *Welt* im November 2005 mit der Überschrift »Honig heilt Wunden« erschien. Sie erwähnte, dass ein Team an der Bonner Uniklinik Wunden bei krebskranken Kindern mit unterdrücktem Immunsystem erfolgreich behandelt hätte. Dieser Pressemitteilung lag ein Artikel zugrunde: »Antibakterieller Honig (Medihoney™) zur Wundpflege – Wundantisepsis bei pädiatrischen Patienten in der Hämatologie-Onkologie?«, den mir Dr. Arne Simon zur Verfügung gestellt hat. Einleitend wird darauf verwiesen, dass sich der Fallbericht über acht pädiatrisch onkologische Patienten – das sind krebskranke Kinder – ausschließlich auf gut dokumentierte klinische Beobachtungen stützt und nicht den Anspruch einer wissenschaftlichen Studie erhebt. Der erfolgreiche Einsatz von Honig bei sehr jungen Krebspatienten wird vor allem durch das interessant, was in dem Artikel über Wundheilungsstörungen bei Immunsuppression (= Unterdrückung der Körperabwehr) ausgeführt wird (ich hoffe, Sie lassen sich durch das »Fachchinesisch« nicht abschrecken, das sich hier nicht ganz vermeiden lässt. Bei einigen Begriffen habe ich Ihnen Erklärungen dazugeschrieben): »Der … Prozess der Wundheilung setzt ein funktionierendes Immunsystem voraus und ist daher bei pädiatrisch onkologischen Patienten häufig … gestört. Naheliegende Gründe hierfür sind:

- Haut- und schleimhauttoxische Effekte der Zytostatikabehandlung (Chemotherapie) oder der Strahlentherapie,
- die anhaltende oder … mit Unterbrechungen wiederkehrende Immunsuppression …,
- Mangelernährung durch Übelkeit, Erbrechen und … Schleimhautentzündung,
- mikrobielle Superinfektionen (Bakterien, Viren, Pilze) …«
- In dem Artikel aus dem Jahre 2004 wird berichtet, dass in der Abteilung für pädiatrische Hämatologie (= über Blut und blutbildende Organe) und Onkologie (= Krebsbehandlung) seit drei Jahren Medihoney™ zur Anwendung kommt, eine durch Bestrahlung sterilisierte, aber nicht inaktivierte standardisierte Mischung von 100% Teebaumhonigen, deren Zulassung als Medizinprodukt (CE-Zertifikat) kurz bevorstand. Die meisten der so behandelten kleinen Patienten hatten postoperative (= nach OP), klaffende und infizierte Wunden oder Drainagestellen sowie tiefe Wunden nach Entfernung eines Portreservoirs (= Einfüllstutzen für Infusionen/Chemotherapie). Der erste mit Medihoney™ behandelte Patient kam in Dr. Simons Abteilung mit einer infizierten Drainageaustrittsstelle nach chirurgischer Entfernung eines B-Zell-Lymphoms aus der Bauchhöhle. Die Phase der Wundheilung

ist bei immunsupprimierten Patienten verlängert. Außerdem kann eine abgeschlossene Wundheilung oft nicht abgewartet werden, da die erforderliche Intensität der Chemotherapie längere Pausen nicht zulässt. Die Wunde war nach kurzer Honigbehandlung reizlos, steril und nach 17 Tagen verheilt. Der schnellste Erfolg unter den acht dokumentierten Fällen stellte sich bei einem vierjährigen Hemmkörperhämophilie-Patienten (Bluter) mit einer Portinfektion durch MRSE (Methicillin-resistente Koagulase-negative *Staphylococcus epidermidis*) ein. Die Wunde war bereits nach drei Tagen steril verheilt. Nur wenig länger, nämlich sechs Tage, dauerte es bei einem Zehnjährigen mit Rhabdomysosarkom des linken Ohres, zu dem sich eine Superinfektion im Bereich des Primärtumors gesellt hatte. Bei einem Kind mit einem Wilms-Tumor-Rezidiv (Nierenkrebs-Rückfall) wurden eine klaffende OP-Narbe über der Brustkorböffnung sowie eine Arterienschleuse in der linken Leiste mit dem Honig behandelt. Trotz anhaltender Immunsuppression konnten die Wunden steril gehalten werden. Heilung trat nach 13 bzw. 52 Tagen ein. Bei einem zweijährigen Patienten mit einem hochmalignen Lymphom im Bereich des Mittelfells konnte die nässende und klaffende Eintrittsstelle eines Katheters unter der Honigbehandlung kontinuierlich trocken, reizlos und steril gehalten werden. Nach 16 Tagen war trotz anhaltender Immunsuppression bei einem 14 Jahre alten Leukämie-Patienten, der einen Rückfall erlitten hatte, die Portinfektionswunde steril und verheilt. Bei einem Zwölfjährigen mit Ewing-Sarkom gab es eine OP-Narbe am

Brustkorb sowie eine Wunde nach einem Unterschenkel-
bruch mit Medihoney™ zu versorgen. Die Wunden waren
nach 23 bzw. neun Tagen steril verheilt, und es kam nur
zu einer leichten Keloidbildung (= Narbenwulst). Zu gar
keiner Keloidbildung kam es bei unserem letzten Fall, einem zwölfjährigen Leukämie-Patienten mit Down-Synd-
rom, bei dem sich aufgrund einer Infektion mehrere sehr
schmerzhafte tiefe Geschwüre gebildet hatten, die unter
konventioneller Therapie erst nach Wochen vollständig
ausheilen. Nach Erfahrungen der Bonner Ärzte kann so
eine Wunde chirurgisch eröffnet, das abgestorbene Gewebe entfernt und für zwei Tage mit octenidingetränkten
Kalzium-Alginat-Kompressen offen gehalten werden. Ab
dem dritten Tag wird nur noch mit Medihoney™ aufge-
füllt. Statt mit Octenidin zu behandeln, das zellgiftig wirkt,
würde ich wahrscheinlich gleich mit der Honigbehandlung anfangen.

Dr. Simon kam zu folgender Einschätzung: »Nach den in der
wissenschaftlichen Literatur vorliegenden Informationen
und unserer eigenen klinischen Erfahrung gibt es zumindest deutliche Hinweise dafür, dass antibakterieller Honig
vom Typ Medihoney™ die Kriterien eines idealen Wund-
antiseptikums erfüllt: Es hat einen rasch eintretenden, anhaltenden, breit wirksamen antibakteriellen und fungiziden
Effekt … begünstigt und beschleunigt den … Prozess der
Wundheilung … führt nicht zu unerwünschten lokalen oder
systemischen Nebenwirkungen … ist auch bei mehrmals täg-
licher Anwendung kostengünstig.«

Für viele dürften die obigen Ausführungen und Fallbeschreibungen reichlich medizinisch geklungen haben, vielleicht geben sie aber doch eine Vorstellung davon, bei welch unterschiedlichen und schwerwiegenden Wundinfektionen Honig hilft.

Nachdem wir nun gesehen haben, wie heilsam Honig bei Schwerkranken wirken kann, wird Ihnen das nächste Kapitel sicher den einen oder anderen Anstoß geben können, wie Sie sich im Alltag bei verschiedenen Beschwerden und gesundheitlichen Problemen mit Honig stärken und heilen können.

Die Honig-Hausapotheke – Anwendungen im Alltag

Honig ist kein ausgesprochenes Medikament. Er ist ein Nahrungsmittel mit heilsamer Wirkung, also ein Lebensmittel im umfassendsten Sinne. Wir werden durch ihn genährt und gleichzeitig geheilt. Honig baut uns auf und schützt uns vor allerlei schädigenden Einflüssen. In diesem Kapitel wenden wir uns der praktischen Anwendung zu. Honig pur oder in Kombination mit anderen Zutaten, abgestimmt auf die jeweilige Gesundheitsbeeinträchtigung, die es zu behandeln, zu lindern, zu heilen gilt. Selbstverständlich sollen die hier gegebenen Ratschläge kein Ersatz für eine notwendige Untersuchung oder Behandlung durch einen Arzt oder Heilpraktiker sein. Sie stellen aber in jedem Fall eine sinnvolle Ergänzung dar. Honig und die anderen Bienenprodukte haben sich seit Jahrtausenden medizinisch bewährt. Wir wissen heute sicher mehr über die dafür verantwortlichen Wirkmechanismen und das ist gut so, da diesem Naturheilmittel dadurch wissenschaftliche Anerkennung zuteilwurde. Dies hat ihn sogar wieder klinikfähig gemacht. Aber auch bei alltäglichen Beschwerden und Krankheiten kann Honig helfen. Möglicherweise plagt Sie ja ein gesundheitliches Problem, für das Sie bisher vergebens nach einer Lösung gesucht haben und bei dem Ihnen offenbar niemand helfen konnte. Probieren Sie doch mal aus, was Honig in den folgenden Rezepten bei Ihnen bewirkt.

Alter

Viele würden sich mit dem Altern gern etwas mehr Zeit lassen. Kalifornische Mammutbäume werden mehrere tausend Jahre alt. Fest mit seinem Standort verwurzelt sein und nicht zu viel Bewegung im Leben, ist das vielleicht das Rezept für ein langes Leben? Kaukasische Hundertjährige führen ihre lang anhaltende Vitalität zwar auf Mäßigkeit in Ess- und Trinkgewohnheiten, aber auch auf viel körperliche Betätigung zurück. Alt werden wollen wir alle, nur nicht dabei altern. Der griechische Philosoph und Biograf Plutarch bemerkte auf seinen Reisen durch das Britannien des 2. Jahrhunderts, dass die Briten erst mit 120 Jahren zu altern begännen. Er führte dies auf ihren regelmäßigen *Metkonsum* zurück. Russische Forscher sollen festgestellt haben, dass unter den Hundertjährigen viele Imker sind.

Das vergleichsweise hohe Alter der Bienenkönigin, die ja keinesfalls nur auf ihrem Thron hockt und andere für sich arbeiten lässt, weist überdeutlich auf *Gelée Royale* als ein Mittel hin, das auch uns helfen könnte, die Beschwerden fortschreitenden Alters abzumildern.

Methusalem-Kompott

5 g Gelée Royale
200 g Blütenhonig (Kastanienhonig wäre gut)

- Das Gelée zunächst mit einer kleinen Menge Honig mischen. Gemisch danach gründlich mit dem restlichen Honig verrühren. Unbedingt im Kühlschrank aufbewahren! Täglich einen Teelöffel davon lange im Mund behalten, am besten unter der Zunge. So werden die wertvollen Inhaltsstoffe bereits über die Mundschleimhäute aufgenommen und müssen nicht erst die ätzende Magenpassage überstehen.

- Gelée Royale entfaltet eine *äußerst anregende Wirkung auf die Mobilität unserer roten Blutkörperchen,* was einen gewissen *Verjüngungseffekt* hat. Eine ähnliche Wirkung lässt sich mit drei Teelöffeln Pollen pro Tag erzielen.

Propolistinktur

40 g Propolisstückchen
100 ml Weingeist (Ethanol ca. 95%)
100 ml Wasser (abgekocht oder destilliert)

- Propolis mit dem Alkohol ansetzen und warm und dunkel lagern. Mindestens zweimal täglich schütteln. Frühestens nach zwei, besser jedoch erst nach sechs Wochen, idealerweise nach einem halben Jahr oberhalb des Bodensatzes mit einem Schlauch vorsichtig abziehen bzw. abseihen. Die fertige Lösung bildet das Ausgangsprodukt für Salbenmischungen und dergleichen (kann Flecken in Kleidung hinterlassen, die nur bei Kochwäsche wieder verschwinden). Zur innerlichen Anwendung verdünnen wir sie mit 100 ml Wasser.

- 5 bis 10 Tropfen am Tag in etwas Flüssigkeit einnehmen. Bei einem akuten Infekt höher dosieren.

- Propolis wehrt äußere Gefahren vom Bienenstock ab. Auch bei uns stärkt es die Abwehr. Wenn wir bedenken, dass eine Ursache des Alterns darin besteht, dass überschüssige Zuckermoleküle einen Webfehler in den kollagenen Fasern unseres Bindegewebes verursachen, weil die Makrophagen, die großen Fresszellen, die eine bedeutende Abwehrrolle spielen, nicht mehr mit ihrer Wegräumarbeit nachkommen, dann macht eine entsprechende Stärkung des Immunsystems im Alter doppelt Sinn.

Pollen-Ginseng-Jugendelixier

2 TL Pollen
2 EL Honig
½ TL gemahlener Ginseng
¼ TL gemahlene Orangenschalen (unbehandelt)

- Alle Zutaten gut miteinander vermischen und immer dann genießen, wenn Sie Bedarf an einem belebenden Jugendelixier haben.

- Schon ein Teelöffel Honig bringt schnell frische Energie und schafft Abhilfe bei Konzentrationsschwächen. Statistiken belegen, dass viele bis ins hohe Alter geistig und körperlich Junggebliebene regelmäßig Honig gegessen haben.

Atemwege

Husten, Schnupfen, Heiserkeit – Erkältungskrankheiten können einem ganz schön die Stimmung verhageln. Leute, die rauchen, laden Krankheitserreger natürlich geradezu in Bronchien und Lungen ein. Wenn es ihnen gelänge, von ihrer Nikotinsucht auf regelmäßigen Honiggenuss umzusteigen, würden es ihnen ganz sicher auch ihre Atemwege danken. Sehen wir mal, was Honig überhaupt in diesem Bereich zu leisten vermag.

Asthma

In der chinesischen Fünf-Elemente-Lehre ist die Lunge ein Partnerorgan des Dickdarms. Weitere Partner im Element Metall sind zudem die Haut und das Bindegewebe. Viele meiner Kollegen und ich finden hier eine ursächliche Erklärung für so manche Krankenkarriere. Immer häufiger kann man dabei einen geradezu klassischen Verlauf beobachten. Die ersten Symptome zeigen sich auf der Haut z. B. in Form eines atopischen Ekzems (Neurodermitis), oft schon im Säuglingsalter. Später entwickeln dieselben Kinder ein allergisches Asthma. Die Ursache liegt jedoch nach chinesischem Verständnis jeweils im Darm. Er holt sich die Energie, die er braucht, von seinen Partnern und bleibt selbst meist unauffällig. Häufig ist das zugrunde liegende Problem eine Unverträglichkeitsreaktion auf ein alltägliches Lebensmittel wie Kuhmilch oder Weizen. Echte Allergien gesellen sich meist dazu und das Herumdoktern an den äußerlichen Erscheinungen beseitigt nicht die Ursache. Die sollten Sie von einem Therapeuten abklären lassen.

Grundsätzlich können einige der Rezepturen, die unter *Husten* sowie unter *Immunsystem* aufgeführt sind, hilfreich sein, so z. B. der Honig-Meerrettich-Mix, eine Mischung aus geriebenem Meerrettich und Honig zu gleichen Teilen. Am besten abends vor dem Schlafengehen einen Teelöffel voll oder mehr einnehmen.

Honiggel isländisch

1 Zwiebel
2 Knoblauchzehen
1 TL Thymian
4 EL Island-Moos
400 ml Wasser
200 g Honig

• Zwiebel und Knoblauch klein schneiden bzw. pressen, mit dem Thymian und Island-Moos in einen Topf mit dem Wasser geben und kurz aufkochen. Etwa eine halbe Stunde weiterköcheln lassen, durchseihen und abkühlen lassen. Noch warm den Honig untermischen. Für den Asthmatiker steht hier sicher die *entkrampfende Wirkung* im Vordergrund. Mehrmals täglich einen Esslöffel voll nehmen, den letzten vor dem Zubettgehen.

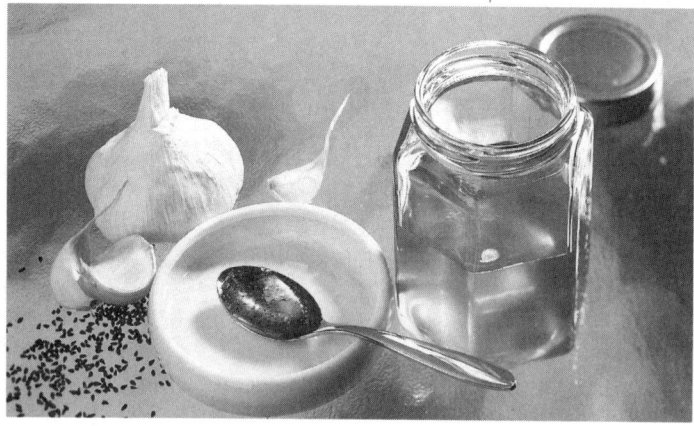

Honig-Pollen-Mix

Honig und Blütenpollen zu gleichen Teilen

- Am besten einen Honigtauhonig, also Wald-, Tannen-
  oder Lindenhonig nehmen. Der Anteil an Mineralien
  und ätherischen, balsamischen Inhaltsstoffen ist bei diesen Honigen besonders hoch, und die Kraft der Blüten
  steckt ja bereits im Pollen. Morgens und abends je ein Teelöffel dieses Gemisches trainiert Ihr Immunsystem, ange-
  messener als bisher zu reagieren.

- Erscheint es Ihnen paradox, wenn Sie aufgefordert werden, Blütenpollen zu sich zu nehmen, wenn diese nach
  Einatmung doch schon oft einen Asthmaanfall ausgelöst
  haben? Tatsächlich scheint jedoch die Honig-Pollen-Mix-
  tur ausgleichend auf die Allergiebereitschaft und somit
  vorbeugend auf die Anfallshäufigkeit zu wirken. Es empfiehlt sich jedoch, Pollen aus Ihrer näheren Umgebung
  zu verwenden, da er der Information entspricht, die auch
  Ihr Immunsystem abgespeichert hat, und vorsichtshalber
  zunächst nur eine ganz kleine Menge zu sich zu nehmen.

Gelée Royale

Pur 500–1000 mg am Tag nach Geschmack mit Honig
vermischen

- Gönnen Sie Ihrem Immunsystem diese königliche Stärkung kurmäßig für vier bis sechs Wochen ein- bis zweimal im Jahr.

Husten

Husten tritt in den verschiedensten Formen auf – keuchend, bellend, trocken oder mit Auswurf. Unsere Rachenschleimhäute und/oder die Bronchien wollen etwas loswerden, hinausbefördern, seien es nun Viren, Bakterien oder sonstige Fremdkörper. Unterstützen wir diese Bemühungen, denn Hustenreiz kann sehr quälend sein.

Honig pur

Blütenhonig

- Ein einfacher Blütenhonig, besonders geeignet sind jedoch Thymian-, Tannen-, Eukalyptus-, Bergblüten-, Fen-
chel-, Lindenblüten-, Salbei-, Pinien- und Waldhonig.
Honig pur ganz langsam den Hals hinunterlaufen lassen
kann bereits deutliche Erleichterung bringen. Ein bis zwei
Teelöffel voll sollten genügen.

Honig-Essig-Wasser

1 EL Honig
1 Glas warmes Wasser
Apfelessig

- Das Wasser sollte abgekocht und auf ca. 40 °C herunter-
gekühlt sein. Doch selbst wenn es noch etwas wärmer sein
sollte, wird ja durch das Mischen mit den weiteren Zutaten automatisch ein Temperaturausgleich bewirkt. Einen
gut gefüllten Esslöffel Honig in einem Trinkgefäß mit dem
Wasser verrühren und mit einem kräftigen Schuss Apfelessig auffüllen. In kleinen Schlucken langsam trinken.
Mehrmals am Tag zubereiten und trinken. Bei hartnäcki-
ger Bronchitis empfiehlt sich eine kurmäßige Anwendung
über mehrere Wochen.

Zwiebelsirup, Variante 1

2 Zwiebeln
200 ml Wasser
1 EL Blütenhonig
1 EL Tannenhonig

- Die Zwiebeln werden gereinigt (die wertvolle Außenhaut sollte, soweit sie sauber und unverdorben ist, mitverwendet werden), in Stücke oder Scheiben geschnitten und mit dem Wasser und Blütenhonig geköchelt, bis der Sirup eindickt. Noch warm abseihen und den Tannenhonig unterrühren. Nach Bedarf bzw. ca. alle zwei Stunden einen Esslöffel davon langsam herunterschlucken. Bei kleinen Kindern reicht ein Teelöffel.

- Mit diesem Hausmittel habe ich schon als Kind Bekanntschaft gemacht, damals hat man jedoch braunen Kandiszucker statt Honig verwendet. Zunächst hatte auch ich die Nase gerümpft über diese sonderbare Kombination. Aber man ist durchaus positiv überrascht über das recht angenehme Geschmackserlebnis.

Zwiebelsirup, Variante 2

2 Zwiebeln
1 EL Honig mindestens

• Der Zwiebelsaft wird als erste Kaltpressung gewonnen. Ob dabei eine Saftpresse verwendet wird oder aber die klein gehackten Zwiebeln durch ein Tuch gepresst werden, bleibt jedem selbst überlassen. Eine dritte Variante wäre der Kaltauszug, wobei die Zwiebeln in dünne Scheiben geschnitten werden und der Honig darüber geträufelt. Kurze Zeit stehen lassen, bis der Saft sich gesammelt hat und einfach abgeseiht werden kann. Der individuelle Geschmack bestimmt die Honigmenge.

• Wenn Sie auch zu jenen Menschen zählen, denen es in der Seele wehtut, wenn die wertvollen Vitalstoffe aus Zwiebeln und Honig sich auf dem Herd in Dampf auflösen, dann werden Sie sicher von dieser Variante begeistert sein.

• Eine etwas verschärfte Version ist der Zwiebel-Meerrettich-Sirup (Seite 86).

Zwiebel-Meerrettich-Sirup

1 gehackte Zwiebel
1 gehäufter EL geriebener Meerrettich
2 +1 EL Honig
100 ml Wasser

• Zwiebeln, Meerrettich und die zwei Esslöffel Honig mit dem Wasser aufkochen und in den noch warmen Sud den restlichen Honig mischen. Davon 5 x täglich einen Schluck nehmen.

Honig-Meerrettich-Mix

50 g Honig
50 g geriebener Meerrettich

• Honig mit Meerrettich einfach mischen. Da sich die Wirkstoffauszüge vornehmlich in dem sich bildenden Saft befinden, sollten Sie 3 x täglich einen Teelöffel davon nehmen. Natürlich können Sie auch die festeren Bestandteile der Mischung verwenden.

Rettichsirup (schwarzer Rettich)

Rettich
Honig

- Nanu, keine Mengenangaben? Die Rezepte variieren zwischen 1 großen Rettich und 1 EL Honig und 1 kleinen Rettich und 8 EL Honig.

- Genauso unterschiedlich sind auch die vorgeschlagenen Methoden zur Gewinnung dieses Sirups, den sicher schon die Großmutter Sebastian Kneipps kannte.

- Rettich putzen, in Scheiben schneiden und Honig darüber geben oder den Rettich raspeln, mit Honig vermengen und ziehen lassen. Den Sirup abgießen oder abseihen. Sie können den Rettich jedoch auch reiben, mit viel Honig vermischen, über Nacht in einem Honigglas ziehen lassen und anschließend durch ein Tuch drücken. Für ganz romantische Rettich-Bastler gibt es noch folgende Variante: Rettich aushöhlen wie einen Einbaum, das Herausgeschnitzte raspeln, mit Honig mischen und wieder einfüllen; stehen lassen. Honig löst den Saft aus dem Rettich.

- Von dem fertigen Sirup alle zwei Stunden einen Esslöffel voll nehmen und langsam im Mund zergehen lassen.

Spitzwegerichsirup

Spitzwegerichblätter
Honig

- Die etwas zähen, frischen Blätter zerkleinern und am besten noch mit einem Nudelholz (zur Not tut's auch eine Flasche) walken, bis sie sich dunkel verfärben. Das zeigt an, dass die Zellen aufgebrochen sind und der Saft jetzt einfacher herausgezogen werden kann, indem Honig darübergegeben wird; stehen lassen. 3 x täglich oder öfter einen Löffel dieses Sirups einnehmen.

- Spitzwegerich ist ein Heilkraut, das ich wegen seiner vielseitigen Einsatzmöglichkeiten und seiner oft verblüffenden Wirkung sehr schätze. Es ist auch Bestandteil vieler Hustenmittel und wird als Tee bei allen möglichen Atembeschwerden eingesetzt.

Fenchel-Honig-Milch

¼ l Milch
3 TL Fenchelsamen
2 EL Honig

- Die Milch mit dem Fenchel kurz aufkochen lassen und nach dem Abkühlen auf ca. 40 °C den Honig dazugeben.

- Das kann mehrmals am Tag getrunken werden, besonders sinnvoll ist es jedoch am Abend, da es auch ein ausgezeichneter Schlaftrunk ist. Heiße Milch mit Honig ist hier sicher der Inbegriff eines klassischen Hausmittels. Der Fenchel bringt zusätzlich Geschmack und Beruhigung hinein.

- Und gerade bei trockenem Reizhusten bringt diese Mischung wohltuende Erleichterung, da die Schleimbildung und gleichzeitig die Schleimlösung gefördert wird. Erholsamer Schlaf ist in jedem Fall zuträglich für eine rasche Genesung.

- Generell eignen sich einige Teesorten einzeln oder in einer Mischung besonders als Hustenarznei: z. B. Thymian, Huflattich, Kamille, Malvenblüten, Spitzwegerich, Eibischwurzel (Kaltauszug, schleimbildend), Isländisch Moos, Alantwurzel mit Süßholz, Salbei u. a. Nach genügender Abkühlung wird die Wirkung dieser Tees mit einem Teelöffel Honig verstärkt.

Thymian-Knoblauch-Tee

200 ml Wasser
1 TL Thymian
1 Knoblauchzehe
1 EL Honig
½ Zitrone

- Wasser kochen, die Thymianblätter und den fein gehackten Knoblauch damit überbrühen, zehn Minuten ziehen lassen und abseihen. Honig im Saft der halben Zitrone auflösen und in den warmen Tee einrühren.

Schnupfen

Schnupfen (Rhinitis) tritt selten solo auf, doch oft ist er das erste Anzeichen eines grippalen Infekts oder einer Erkältung. Er kann von über 100 verschiedenen Rhinoviren verursacht werden. Daher haben wir höchstwahrscheinlich nie den passenden »Abwehr-Code« parat. Honigprodukte helfen uns jedoch dabei, etwaige virale Eindringlinge zurückzudrängen, bevor sie in unseren Nebenhöhlen Quartier beziehen oder Pionierarbeit für die bakterielle Nachhut leisten. Das klingt alles sehr militärisch für Sie? Nun, Honig wirkt jedenfalls gezielt und selektiv. Nicht wie Antibiotika, die bei Viren ohnehin nichts auszurichten vermögen, dafür aber erhebliche Schäden unter unseren Darmbakterien anrichten, die so wichtig sind für unsere Gesundheit.

Honig pur

*Wald-, Tannen-, Eukalyptus-, Manukahonig
oder einfacher Blütenhonig*

- Den Honig direkt in die Nase einbringen und hochziehen. Eine mögliche Anwendung ist auch die nasale Reflexzonentherapie, bei der üblicherweise eine Mischung ätherischer Öle mittels Wattestäbchen in kreisenden Bewegungen bis tief in Stirn- und Kieferhöhlen einmassiert wird. Das Öl einfach durch Honig ersetzen. Diese Rosskur kann äußerst befreiend auf die Nasenatmung wirken, sollte jedoch nur von einem Therapeuten gemacht werden, der dazu auch deutlich längere Wattestäbchen verwendet. Alternativ kann auch eine Nasendusche oder eine Sprayflasche benutzt werden. Den Honig dazu in warmem Wasser auflösen und evtl. etwas Emser Salz hinzufügen.

Honig-Dampfbad

Ca. 1 l Wasser
100 g Honig

- Am besten geeignet zur Inhalation wären *Eukalyptus-, Tannen-, Thymian- oder Salbeihonig.* Ein preiswerter Blütenhonig enthält nicht so viele der ätherischen Öle, setzt aber dennoch wertvolle Stoffe frei, die eingeatmet werden können. Bedenkt man, dass eine kurmäßige Anwendung der Honig-Inhalation selbst Menschen mit chronischen Erkrankungen der Atmungsorgane bereits geholfen hat, so wird die Preisfrage vielleicht zweitrangig. Ein wenig widersprechen möchte ich einer Kollegin, die konsequent auch bei der Inhalation das heiße Wasser auf 43 °C abkühlt, bevor sie den Honig einrührt. Ich glaube zwar, dass es nicht kochend heiß sein sollte, etwas dampfen darf es jedoch noch. Der Dampf enthält die Honigwirkstoffe, und wenn der Kopf unter einem Handtuch über den Topf gehalten wird, kann man sicher sein, dass die Wirkstoffe tief in Nebenhöhlen, Bronchien und Lungen eindringen.

- Zunächst, wenn möglich, fünf Minuten durch die Nase ein- und durch den Mund ausatmen, anschließend fünf Minuten umgekehrt. Nach dem Dampfbad ausruhen. Bei akuten Erkrankungen kann dies mehrmals täglich wiederholt werden. Chronische Zustände bessern sich im Laufe von ein bis zwei Monaten. Ergänzend kann man mehrmals täglich einen Teelöffel Honig im Mund zergehen lassen.

Kauwachs

Bienenwachs
Waldhonig oder Waldhonigwabe

- Ein 2 cm großes Wachsstück durch den Waldhonig ziehen oder ein entsprechendes Stück Waldhonigwabe nehmen und es ca. 20 Minuten intensiv durchkauen. Ob das ausgekaute Wachs geschluckt wird, ist Geschmackssache. Schaden soll es nicht. Manch engagierter Imker schwört sogar auf seinen gesundheitlichen Nutzen. Danach wieder einen Teelöffel Honig im Mund zergehen lassen rundet die Behandlung ab. Kauen von Bienenwachs bringt die Nasennebenhöhlen zum Fließen. Eine kurmäßige Anwendung, etwa für eine Woche, könnte über den Tag verteilt eine fünf- bis sechsmalige Wiederholung vorsehen.
- Neben *Spitzwegerichsirup* (s. S. 88) hilft bei Schnupfen und Sinusitis auch noch Zitronen-Honig-Wasser (Seite 94).

Zitronen-Honig-Wasser

200 ml Wasser
1 EL Honig
Saft einer Zitrone

• Wasser kochen, auf ca. 40 °C abkühlen lassen. Den Honig mit dem Zitronensaft mischen und mit dem Wasser aufgießen. 3 x täglich schluckweise trinken.

Augen

Das Sehen mit eigenen Augen ist zweifellos eines der schönsten Geschenke unseres Schöpfers, und es ist uns wichtig, unser Augenlicht so lange wie möglich zu erhalten.

Honig wurde bereits im Altertum von ägyptischen, griechischen und römischen Ärzten als Augenmedizin eingesetzt. Plinius der Ältere schwärmte von ihm als »Himmelsmedizin für die Augen«. In weiten Teilen Südamerikas schwört man nach alter Indianertradition auf die Heilwirkung verschiedener Honige von stachellosen Bienen. Diesen wird dort traditionell eine stärkere Heilwirkung nachgesagt. Beim Einsatz im und an unserem Sehorgan dürfte es für den einen oder anderen vermutlich etwas beruhigender sein, dass dann wirklich keine Reste von Bienengift zum brennenden Einsatz kommen können. Mit diesem Honig, pur oder verdünnt, wird bei amerikanischen Indianern der graue Star behandelt.

Es gab in jüngster Zeit einige sehr ermutigende Untersuchungen, besonders in Russland und Rumänien, die zeigen, dass Honig in der Lage ist, den Prozess des Altersstars
zu verlangsamen oder sogar zu heilen. Beim diabetischen
Katarakt werden sogenannte Aldose-Reduktase-Inhibitoren
(ARI) eingesetzt, um osmotische Schwellungen zu verhindern. Bestimmte Flavonoide (das sind Naturstoffe aus dem
Pflanzenstoffwechsel, wie sie z. B. auch von Bienen verarbeitet werden) wurden auf ihre Tauglichkeit als ARI in klassischen enzymatischen Studien untersucht. Als besonders wirkungsvoll erwiesen sich die in diversen Honigen enthaltenen Stoffe Apigenin und Luteolin. Gleichzeitige Einnahme
von Antioxidanzien wie etwa Vitamin C erhöhte den Schutz
gegen die Hauptursachen der Linsenschädigung.

Gerstenkorn

Form und Größe dieses schmerzhaften Abszesses haben ir-
gendwann wohl zu diesem Getreidenamen geführt. Jede
Wimper besitzt ihre Drüse, die für sie ein Gleitmittel produziert. Sollte sich eine dieser Drüsen entzünden (meist durch
Staphylokokken) und verstopfen, so erwächst daraus diese
unangenehme und wenig attraktive Erscheinung.

Augentrost-Pads

250 ml Wasser
½ TL Augentrostkraut
1 EL Honig
Wattepads

- Augentrost kann durch Kamille oder Fenchel ergänzt werden. Ein paar Körnchen Salz vermitteln dem Auge die Illusion von Tränenflüssigkeit.

- Wasser kochen, und das Kraut hineingeben. Zugedeckt zehn Minuten ziehen lassen und danach abseihen. Ein Kaffeefilter wäre günstig, damit Krautpartikel nicht ins Auge gelangen. Nach der Abkühlung auf ca. 40 °C die Hauptzutat Honig unterrühren.

- Ein Wattepad in die Flüssigkeit tunken und auf das Auge legen. Entspannt liegen und diese Kompresse ihre Wirkung für etwa 15 Minuten entfalten lassen. Kann mehrmals am Tag wiederholt werden.

- Meist wird für diese Anwendung Kamille statt Augentrost verwendet und eine Variante ersetzt auch noch das Wasser durch Milch. Ansonsten gehen Sie dabei genauso vor wie eben beschrieben. Diese Umschläge eignen sich auch zur Behandlung einer *Lidrandentzündung* sowie einer *Bindehautentzündung.*

Grauer Star (Katarakt)

Die Behandlung erfolgt über mehrere Monate und kann eine Erstverschlimmerung hervorrufen. Der normale, unbehandelte und unverdünnte Honig wird mittels Spritze (ohne Nadel) ins Auge gebracht und mit Mull abgedeckt. Das geht natürlich immer nur mit einem Auge, will man weiterhin sehfähig bleiben. Bei einer Behandlung des Katarakts mit Honig sind die Heilungschancen nicht schlecht. Diese setzt jedoch einiges an Beharrlichkeit und Geduld voraus. Auch wird es immer wieder Überwindung kosten, da es, wie beschrieben, anfangs zu Brennen und starker Rötung kommt. Das hängt evtl. mit der Glukoseoxidase-Wasserstoffperoxid-Reaktion zusammen. Doch auch bei Manukahonig, der ja nur geringe Mengen dieses Enzyms enthält, bleibt diese unangenehme Erscheinung nicht völlig aus. Honige von stachellosen Bienen, wie sie in Afrika und Südamerika vorkommen, und daraus gefertigte Augenpräparate kann man sicher über das Internet beziehen. Insgesamt wäre es zumindest vorteilhaft, wenn man die Selbstmedikation mit einem Therapeuten abspricht oder von ihm überwachen lässt.

Müde Augen

Unsere Augendeckel werden uns manchmal, besonders am Ende eines arbeitsamen Tages, zu schwer, um sie aus eigener Kraft offen zu halten. Ein deutliches Signal, dem ganzen Körper jetzt seine wohlverdiente Ruhe zu gönnen. Eine gute Einschlafhilfe sind heiße Milch oder Melissentee, mit Honig getrunken.

Natürlich ermüden einzelne, besonders beanspruchte Muskeln und Körperpartien auch unabhängig vom Gesamtorganismus, so auch unsere Augen, u. a. nach endloser Bildschirmarbeit. Die vorgenannten Augentrost-Pads sind auch hier hervorragend geeignet. Ihre wohltuende Wirkung wird sich Ihnen noch unmittelbarer vermitteln, da hier ja nicht erst schmerzhafte, entzündete Verhärtungen aufgeweicht werden müssen.

Honig pur

Honig, z. B. Akazienhonig
Pipette

- Honig pur, z. B. ein genauso milder wie flüssiger Akazienhonig, kann auch mittels Pipette ins Auge getropft werden. Nur einen Tropfen, und erst mal an einem Auge ausprobieren. Das kann im ersten Moment etwas brennen, und das Auge wird eventuell stark gerötet sein. Die anfängliche Reizung wird im Normalfall rasch einem Gefühl von Erfrischung und Gestärktsein weichen.

Bewegungsapparat

Rheuma und Co.

Beschwerdebilder, die dem rheumatischen Formenkreis zugeordnet werden, können sehr unterschiedlich in ihrer Gestalt und Ausprägung sein. Für die Betroffenen sind sie mehr als unangenehm und oft sogar unerträglich schmerzhaft. Meist denken wir dabei an Gelenke, die durch Abnutzung und mangelhafte Schmierung in ihrer Beweglichkeit extrem eingeschränkt sind. Wir finden in diesem Bereich jedoch auch sogenannte Autoimmun- bzw. Autoaggressions-Krankheiten wie die Polyarthritis, bei der das Immunsystem scheinbar seine Orientierung verloren hat. Grundsätzlich gilt, dass bei allen entzündlichen Erkrankungen Wärmeanwendungen zu vermeiden sind, d. h., warme Bäder oder Bienengiftsalben sind für solche Patienten nicht geeignet. Uneingeschränkt kann ich jedoch die kalte Anwendung des Honigs empfehlen. Als ich kürzlich eine drohende Sehnenscheidenentzündung verspürte, war ich zunächst entsetzt, denn ich hatte gerade ein nicht unbeträchtliches tägliches Schreibpensum zu erfüllen. Dann packte ich kurz entschlossen meinen rechten Unterarm oberhalb des Handgelenks in eine dicke Honigschicht, die ich mit einem Baumwolltuch abdeckte. Ein dünner Plastikbeutel darüber verhindert zum einen ein klebriges Verschmieren von Kleidung und sonstigem Umfeld, zum anderen hält er die wertvollen Wirkstoffe des Honigs in ihrem Einsatzgebiet. Der Beutel erhielt eine zusätzliche Öffnung, durch die ich meine Hand stecken konnte, die ja frei beweglich bleiben musste. Diese Packung ließ ich über Nacht einwirken und die Beschwerden waren schon bald verschwunden.

In der Apitherapie findet vor allem das *Bienengift* Verwendung bei der Rheumabehandlung. Die Wirkung erklärt sich aus der *Stimulation der Kortisonproduktion in den Nebennieren*. Dieses körpereigene Hormon wirkt über diverse Mechanismen entzündungshemmend. Eine Anregung der eigenen Drüsentätigkeit ist einer Substitution von außen immer weit überlegen. Apitherapeuten spritzen das Bienengift wahlweise in der Umgebung des Schmerzareals oder in ausgewählte Akupunkturpunkte. Imker sollen übrigens auffällig selten an Rheuma erkranken.

Honigumschlag

Honig nach Bedarf
evtl. etwas Kampfertinktur

- Den Honig direkt auf die schmerzende Stelle, z. B. ein Gelenk, großzügig auftragen. Mit einem Baumwoll- oder Leinentuch abdecken und den Umschlag sicher befestigen, evtl. mit einer Mullbinde.

- Der Schweizer Naturarzt Dr. Alfred Vogel riet zur Beimengung eines Teelöffels Kampfertinktur auf vier Esslöffel Honig. Wir sollten jedoch von der Vorstellung des Honigs als Füll- bzw. Süßstoff abkommen. Der Honig selbst ist es, der in diesem Fall entzündungshemmend wirkt. Andere Zusatzstoffe können durchaus hilfreich sein, sind aber nicht zwingend erforderlich.

Beinwell-Honig-Auflage

2 EL geriebene Beinwellwurzel
1 EL Honig
1 TL Olivenöl
heißes Wasser

• Diese Auflage wirkt z. B. lindernd bei Gichtschmerzen. Gicht ist natürlich eine Stoffwechselerkrankung, die sich, abgesehen von ihrer erblichen Komponente, durch eine gedrosselte Purinzufuhr regeln lässt. Man muss sich zuweilen entscheiden, ob man lieber auf das fette Eisbein und Schnaps oder aber auf einen akuten Gichtanfall verzichten möchte. Die Schmerzen sind jedoch meist permanent vorhanden, da es zu massiven Ablagerungen von Harnsäurekristallen in verschiedenen Gelenken gekommen ist.

• Mit den Zutaten und heißem Wasser fertigen wir einen pastösen Brei und bringen ihn direkt auf das schmerzende Gelenk auf. Möglichst über Nacht einwirken lassen und bei Bedarf wiederholen.

Meersalz-Honig-Bad (nicht bei entzündlichem Rheuma!)

500 g Honig (1 Glas)
200 g Meersalz

• Honig und Salz von Hand mit dem Badewasser (für ein Vollbad) vermischen und ca. zehn Minuten darin baden. Leicht abtrocknen, gut zudecken und ins Bett legen.

Waldhonig pur

Waldhonig

• *Waldhonig* mit seinem hohen Kalziumgehalt sorgt von innen für geschmeidige Beweglichkeit. 3 x täglich einen Esslöffel einnehmen.

Harnwege

Die Aufforderung, genügend zu trinken, ist etwas, was ich allen meinen Patienten bei einer Infektion der Harnwege mit auf den Genesungsweg gebe. Mineralarmes Wasser, also Wasser, das noch aufnahmefähig ist, hilft dem Körper, Schlacken zu lösen und hinauszubefördern. Zuweilen wird jedoch bereits der Gedanke an eine weitere Flüssigkeitsaufnahme zum Alptraum – dann, wenn die unabwendbar folgende Blasenentleerung mit heftig brennenden Schmerzen verbunden ist. Dies ist ein Anzeichen für eine Blasenentzündung.

Blasenentzündung

Frauen sind aufgrund ihrer besonderen anatomischen Beschaffenheit wesentlich häufiger von dieser schmerzhaften Erkrankung betroffen. Die Entzündung wird im Normalfall durch Bakterien, selten jedoch auch durch Pilze verursacht. Ein Antibiotikaeinsatz hätte bei einer bestehenden Mykose verheerende Auswirkungen. Hier bietet sich wieder der Einsatz von *Propolis* an, welches sowohl *antibakteriell* als auch *antimykotisch* wirkt.

Propolistinktur

1 Teil Propolistinktur
2 Teile Wasser
Tampons

- Rezept Propolistinktur (s. S. 77). Tampon mit der Lösung tränken und in die Scheide einführen. Das gleichzeitige Trinken der Lösung verstärkt die Wirkung von innen heraus.

Honig pur

Honig, vorzugsweise Manuka- bzw. Wald-, Heide- oder Lindenhonig

• Der Honig kann wie die Propolislösung mit einem Tampon eingebracht werden. In der Apitherapie verwendet man alternativ *Vaginalzäpfchen,* die aus Honig, weichem Propolisextrakt, Pollen und Bienenwachs hergestellt werden. Zwischendurch sollte jeweils eine Vaginalspülung mit *Kräutertee* vorgenommen werden. Geeignete Kräuter sind u. a. *Ringelblume, Lavendel, Pappelknospen, Schafgarbe oder Zinnkraut.* Gleichzeitig wird der Honig natürlich auch innerlich angewendet. In den ersten Tagen darf es durchaus eine Tagesdosis von ca. 100 g sein. Das hört sich nach mehr an, als es tatsächlich ist – ein Glas Honig in fünf Tagen. Danach geht es mit 30–50 g weiter. Ideal wäre eine Kombination mit Propoliselixier (3 x 20 Tropfen in Tee mit Honig), Blütenpollen (20 g am Tag) und Gelée Royale (500 mg).

Zinnkraut-Sitzbad

100 g Zinnkraut (Schachtelhalm)
250 ml kaltes Wasser
100 g Honig

- Das Zinnkraut mit dem kalten Wasser in einen Topf geben und über Nacht ziehen lassen. Am folgenden Tag den Kaltauszug zum Kochen bringen und nach ausreichender Abkühlung den Honig unterrühren. Die fertige Mischung dem knapp unter 40 °C warmen Badewasser in einer Sitzbadewanne (evtl. Wäschewanne bzw. normale Badewanne, die nur bis in Nabelhöhe gefüllt ist) hinzufügen und 20 Minuten darin sitzen bleiben. Danach ohne Abtrocknen in Badetücher gehüllt und gut zugedeckt für eine Stunde im Bett ausruhen.

Ananas-Honig

1 dicke Scheibe reife, frische Ananas
1 EL Honig + Wasser

- Die Ananas zehn Minuten in etwas Wasser kochen, abkühlen lassen und den Honig unter den Ananassud mischen. Schluckweise damit für jeweils zwei Minuten gurgeln und anschließend herunterschlucken. Mehrmals täglich etwa eine Woche lang wiederholen. Sowohl der Honig als auch die Ananas sind reich an *Enzymen*. Das Bromelain aus der Ananas ist Bestandteil einiger Enzympräparate, die u. a. eine *entzündungshemmende Wirkung* besitzen.

- Alternativ, und vielleicht noch wirkungsvoller, lässt sich diese Mischung auch roh einsetzen. Ananas klein schneiden, mit Honig vermengen, kurze Zeit ziehen lassen und einfach genießen. Die Verweildauer im Mund könnte gegenüber der Sudversion ggf. verkürzt werden, um eine intensivere Enzymreaktion im Mund zu verhindern, auf die einige Leute empfindlich reagieren.

Cranberry-Honig

250 g Cranberrys
100 g Honig

- Die Beeren mit wenig Wasser kurz aufkochen. Dabei sollten sie aufplatzen. Die Masse auf ca. 40 °C abkühlen lassen und den Honig unterrühren. Bei Bedarf mit Honig nachsüßen. Einfach wie rote Grütze essen. Cranberrys, eine Preiselbeerenart, besitzen eine hervorragende Wirkung gegen Blasenkatarrhe.

Nierenleiden

Unsere Nieren müssen häufig mit ständiger Übersäuerung fertig werden. Sie sind unsere Entsorgungsanlagen, und wir sind gut beraten, ihnen ihre Arbeit zu erleichtern, indem wir möglichst nur Wertstoffe in unseren Körper hineinlassen. Drei Esslöffel Honig am Tag stellen eine wertvolle Hilfe für Ihre Nieren dar. Einerseits wirkt Honig *harntreibend,* eine für unsere Nieren nicht zu unterschätzende Eigenschaft, andererseits enthält er *Arbutin,* einen Wirkstoff, der zur Desinfizierung des Harntraktes verwendet wird. Diese pflanzliche Droge findet sich vermehrt in dunklen Honigsorten, jedoch besonders reichlich in Heidehonig, denn bereits in Heidekraut (Erika) und Bärentraube (Sandbeere – gibt es häufig in der Heide) nimmt sie die Führungsrolle unter den Inhaltsstoffen ein. Sowohl anatomisch als auch gemäß der chinesischen Medizin bildet das Yin-Organ Niere eine Einheit mit dem Yang-Organ Blase. Dass man mit viel Wasser Verunreinigungen leichter beseitigen kann als mit wenig, das gilt auch für die Nieren. Trinken Sie viel und spülen Sie so Ihren Harntrakt mit mindestens zwei Litern Wasser am Tag durch. Sollten Sie das Gefühl haben, das unten deutlich weniger herauskommt, als Sie oben »hineinschütten«, sollten Sie unbedingt Ihrem Arzt davon berichten. Eine Nierenfunktionsstörung lässt sich, sofern rechtzeitig erkannt und behandelt, beheben, bevor es zu einer Vergiftung von innen kommt. Vorbeugend sowie begleitend zur ärztlichen Therapie haben sich bewährt:

Honigwasser

1 TL Honig
1 Glas warmes Wasser

- Im Ayurveda wird dieses einfache Mittel u. a. zur Behandlung von Nierenbeschwerden empfohlen. Einfach trinken.

Nieren-Teekur

Je 10 g Goldrute (Solidago), Zinnkraut (Schachtelhalm),
Schafgarbe, Taubnessel, Sauerampfer und Knoblauch
Honig

- Die Teemischung mit zwei Litern kochendem Wasser überbrühen, zehn Minuten ziehen lassen, abseihen und nach Abkühlung mit reichlich Honig süßen. Diese Menge über den Tag verteilt trinken. Die Kur etwa zwei Monate lang durchhalten. Sie können selbstverständlich auch eine fertige Nierenteemischung verwenden.

Bärentraubenblätter-Tee

2 TL Bärentraubenblätter
½ l kaltes Wasser
1 EL Honig

- Im Kaltwasseransatz für 12 bis 24 Stunden (gelegentlich umrühren) werden alle wichtigen Wirkstoffe wie Arbutin und freies Hydrochinon gelöst. Die Gerbstoffe dagegen, die die Magenschleimhaut angreifen könnten, werden dabei in wesentlich geringerem Umfang freigesetzt als beim Kochen bzw. Überbrühen. Der Tee wird nach dem Abseihen nur leicht erwärmt und mit dem Honig gesüßt und getrunken. Beachtenswert ist ferner, dass das *Arbutin* nur im basischen Milieu das desinfizierende *Hydrochinon* freigibt. Die gleichzeitige Umstellung der Ernährung auf basische Kost, also reichlich Gemüse und Obst und wenig säurebildende Nahrungsmittel wie etwa Fleisch und Zucker, ist also doppelt wichtig für die Nieren. In einer Umstellungsphase kann man sich mit einem kleinen Trick behelfen, nämlich durch Beimengung einer Messerspitze Natrons ein basisches Milieu erzeugen.

- Die meisten Nierenmittel haben eine blutreinigende Wirkung, d. h., sie stärken die Funktion der Nieren, die schließlich die Aufgabe haben, das Blut zu filtern und zu säubern. Zu den hervorragendsten Mitteln hierfür zählte bereits Kneipp den *Honigwein (Met)*. Sie bekommen ihn als Fertigprodukt bei Imkern oder im Imkerladen. Sollten Sie jedoch das Zeug zum Honigwinzer haben, dann können Sie das Rezept auf Seite 112 ausprobieren.

Met (Honigwein)

5 l weiches Wasser
1250 g Honig (2 ½ Gläser)
1 Rosmarinzweig
Hefe (1 EL Bierhefe oder 1 TL Backhefe oder auch Wein-
* hefe)*
1 Zimtstange
einige Gewürznelken
Kardamom
Ingwer
1 große unbehandelte Zitrone
Leinensäckchen

- Wasser mit dem Honig mindestens eine halbe Stunde lang schäumend kochen, dabei häufig umrühren und den Schaum öfter abschöpfen, danach den Rosmarinzweig dazugeben und weiterkochen, bis das Honigwasser deutlich reduziert ist, d. h. gut ein Drittel weniger als am Anfang. Abkühlen lassen und die in einem Teil des Suds gelöste Hefe gründlich unterrühren. Sowohl Bierhefe als auch Backhefe kann verwendet werden. Edler wird's allerdings mit Weinhefe.

- Den Sud mit Geschirrtüchern abgedeckt noch zwei Tage stehen lassen, dann in einen sauberen Glasballon umfüllen. Dabei ein Viertel als Gärraum freihalten und das Gefäß mit einem Gärspund verschließen.

- Die Gewürze und die in Scheiben geschnittene Zitrone ohne Kerne im Leinensäckchen mit in den Gärbehälter geben.

- Nach Beendigung des Gärprozesses – im kühlen Keller frühestens nach sechs Wochen, bei Zimmertemperatur etwas eher – kann der Wein vorsichtig auf Flaschen gezogen werden. Mit einem Schlauch ansaugen, ohne den Bodensatz aufzuwirbeln. Es gibt unzählige Variationen in der Honigwinzerei.

- Vom fertigen Honigwein nimmt man ein Likörglas voll vor oder nach jeder Mahlzeit – falls, wie allgemein üblich, drei- bis viermal am Tag gegessen wird.

Haut

Akne

Es ist schwer zu ertragen, wenn eine bis dahin glatte und klare Haut plötzlich mit roten oder eitrigen Aknepusteln übersät ist. Und im Gesicht befindet sich lediglich der sichtbare Teil des Problems. Brust und Rücken sind ebenfalls ein beliebter Tummelplatz für Pickel und Mitesser. Hormonelle Umstellungsphasen stellen zunächst die Weichen für solche unerwünschten Hauterscheinungen. Auch eine nachlässige Ernährung leistet ihren Beitrag dazu. Die Standarderernährung vieler Jugendlicher und junger Erwachsener erfüllt durchaus den Tatbestand einer Körperverletzung. Konsequenter Verzicht auf Zucker bewirkt oft schon Erstaunliches. Viele können dem Reiz nicht widerstehen und quetschen die Aknepusteln mit den Fingernägeln aus, womit sie ungewollt wahrscheinlich zu seiner weiteren Aussaat beitragen. Manche Aknemittel scheinen recht gut zu helfen, führen aber zu einer übermäßigen Austrocknung der Haut und zu einer dauerhaften Reizung. Honig und die anderen hilfreichen Bienenprodukte finden hier ein lohnendes Einsatzgebiet. Als besonders geeignete Sorten sind dabei *Klee-, Kohlblüten-, Salbei-, Wald-* und natürlich *Manukahonig* zu nennen.

Der *Honig* kann jeweils *pur* aufgetragen werden. Sie werden sicher dazu Zeiten wählen wollen, in denen Sie nicht zu viel Publikum haben. Der glänzende Honigfilm im Gesicht bewirkt ein Abheilen der bestehenden Entzündungen und beugt ihrer Neuentstehung vor.

Honigemulsion

100 ml Milch
100 g Waldhonig
Saft einer Zitrone

- Die leicht erwärmte Milch in ein leeres Honigglas füllen, den Honig und den frisch gepressten Zitronensaft dazugeben, Deckel fest zudrehen und kräftig schütteln. Die fertige Emulsion abends auf die Haut auftragen und morgens mit lauwarmem Wasser abwaschen.

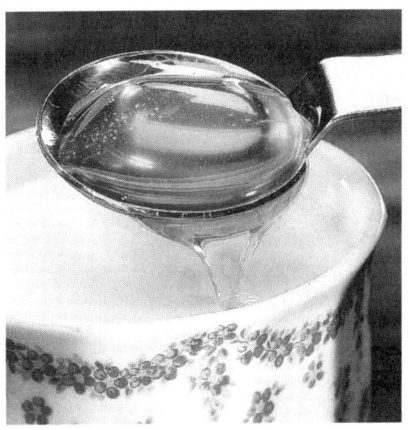

Honig-Leinsamen-Maske

1 EL zerstoßener Leinsamen
3 EL heißes Wasser
1 EL Honig

- Leinsamen und Wasser zu einer Paste anrühren, auf hand-
warm abkühlen lassen, den Honig unterrühren und noch
warm auftragen und mit nicht zu stark saugendem Papier
abdecken. Die Maske sollte etwa eine Stunde einwirken,
und danach dürfen die so aufgeweichten Pickel extra-
hiert werden. Ihr Apotheker verkauft Ihnen gern die entsprechende Extraktionsöse (die besser dazu geeignet sein
könnte als Ihre Fingernägel). Zur Nachbehandlung eignet
sich wieder *Honig pur,* idealerweise ein aktiver *Manuka mit
hohem* UMF (s. S. 55) oder aber *Propolistinktur.*

Honig-Mandelkleie-Maske

5 EL Mandelkleie
5 EL Honig

- Mandelkleie und Honig zu einem Brei verrühren und dick auf die Gesichtshaut auftragen, die vorher gründlich gereinigt wurde. Mund und Augen sollten dabei natürlich ausgespart werden. Nach einer halben Stunde Einwirkzeit mit warmem Wasser abwaschen. Etwa einen Monat lang jeden zweiten Tag wiederholen.

Honigtonic

1 EL Honig
1 EL Zitronensaft
150 ml destilliertes Wasser

- Alle Zutaten miteinander verrühren und am besten in eine saubere Sprühflasche füllen. Morgens und abends das Gesicht damit benetzen. Das wird schon deshalb als kühl und erfrischend empfunden, weil die Mischung im Kühlschrank aufbewahrt wird.

Aknecreme

10 ml Kamillenöl
15 g Heilerde
20 Tropfen Propolislösung
3 Tropfen Minzöl

- Kamillenöl leicht erwärmen und mit den anderen Zutaten zu einer glatten Paste verrühren und danach in einem Cremetöpfchen aufbewahren. Damit nur einzelne Pickel und entzündete Mitesser direkt behandeln. Nicht großflächig auftragen.

Honig-Lebertran-Salbe

Honig und Lebertran zu gleichen Teilen je nach Bedarf

- Ein altes Mittel aus den Feldlazaretten des Ersten Weltkrieges, geeignet zur Wundbehandlung und bei eitrigen Entzündungen. Lebertran und Honig mischen und auf die Haut auftragen.

Propolissalbe

5 g Bienenwachs
100 g Lanolin (Wollwachs)
40 ml Propolislösung

• Wachs und Lanolin im Wasserbad – z. B. in einem leeren Honigglas – vorsichtig schmelzen. Unter ständigem Rühren auf unter 40 °C abkühlen lassen und die Propolistinktur (s. S. 77) tropfenweise untermischen. Der Bienenwachsanteil darf auch 2–3 g höher ausfallen. (Das Lanolin können Sie auch gegen Vaseline austauschen.)

Ekzem, auch atopisches (Neurodermitis)

Man verbindet die Neurodermitis stets gern mit psychischen Belastungen, wobei man jedoch zuweilen Ursache und Wirkung durcheinanderwirft. Der Patient, der von einem unansehnlichen, juckenden Ausschlag gequält wird, leidet auch seelisch. Der eigentliche Grund für diese Hauterscheinungen ist jedoch häufig eine Nahrungsmittelunverträglichkeit bzw. eine Allergie, die sich vornehmlich im Darm abspielt (siehe unter Asthma). Ein Herausfinden und Meiden des Allergens ist hierbei von grundlegender Bedeutung. Belastungen mit Giftstoffen, wie Schwermetallen, können die Ausschläge ebenfalls unterhalten. Daher ist auch eine entsprechende Entgiftung über eine funktionstüchtige Leber besonders wichtig (siehe Leber).

Die oben genannte Propolissalbe ist auch hierbei sehr hilfreich, ebenso wie die innerliche Anwendung der Propolistinktur (s. S. 77).

Die betroffenen Stellen am besten mit einem Salbenverband behandeln.

Molkekurpackung

1 EL Honig
250 ml Molke
Leinentücher

• Den Honig unter die Molke mischen, ein Leinentuch in der Mischung tränken und auf eine erkrankte Hautstelle legen. Das Ganze mit einem weiteren Leinentuch abdecken und ca. 30 Minuten einwirken lassen. Honig und Milchserum ernähren und beruhigen die Haut. Auch hier kann eine gleichzeitige innere Anwendung dieser Mischung den Erfolg verstärken und beschleunigen.

Psoriasis (Schuppenflechte)

Psychologisch erklärt man diese Hauterscheinung damit, dass ein Mensch sich dadurch gegen seine Umgebung abzugrenzen versucht, indem er sich einen schuppigen Panzer zulegt. Sich bewusst Freiräume zu schaffen, die niemand sonst unaufgefordert betreten darf, kann ein erster Schritt in Richtung Heilung sein. Bei diesem Erklärungsansatz drängt sich die Verwendung von *Propoliszubereitungen* geradezu auf, denn das Kittharz wird von den Bienen ja auch benutzt, um den Bienenstock gegen äußere, schädigende Einflüsse abzudichten.

Apitherapeuten verordnen die Einnahme von Bienenprodukten (Honig, Pollen, Propolis und Gelée Royale) und verabreichen gleichzeitig Bienengift, entweder als Injektion oder in Form von Bienenstichen, besonders effektiv an bestimmten Akupunkturpunkten.

Verbrennungen

Bei Verbrennungen werden drei Schweregrade unterschieden, je nachdem, ob lediglich die äußere oder aber auch tiefere Hautschichten betroffen sind. Schwere Verbrennungen bedürfen der besonderen Aufmerksamkeit durch einen Arzt. Als Sofortmaßnahme wird in den meisten Ländern empfohlen, kaltes Wasser über die betroffenen Hautpartien laufen zu lassen. Die Empfehlungen unterscheiden sich deutlich, wenn es um die Dauer der Wasseranwendung geht, nämlich zwischen fünf und 30 Minuten. Es ist gut zu wissen, was man auf jeden Fall *nicht* tun sollte: Nicht berühren! Blasen nicht öffnen! Keine klebenden Verbandsmaterialien verwenden! Keine Fette, Salben oder Lotionen! Wenn Sie großes Glück haben sollten, werden Sie in die Obhut eines Arztes geraten, der um die fantastischen Eigenschaften des Honigs weiß und Sie somit in den Genuss seiner vielen Vorteile gegenüber konventionellen Heilmitteln kommen lässt. Die fasst Theo Postmes von der Biomedical Research Foundation in Maastricht wie folgt zusammen: »Die Unzulänglichkeiten und Nebenwirkungen, die häufig bei der Wundbehandlung beobachtet werden, treten bei Honig nicht auf, denn seine Haupteigenschaften sind: Reinigung, Absorption von … Flüssigkeiten, antimikrobielle Aktivität, Beseitigung übler Gerüche, Förderung der Bildung … von normalem Epithelgewebe, Verbesserung der Gewebsernährung. Ein beachtenswertes Merkmal ist ebenfalls die vom Honig bewirkte chemische Wundtoilette und seine Aufnahme durch die Wunde. In der Praxis bleibt eine Gaze mit einer Honigschicht feucht und verklebt kaum, wenn überhaupt, mit der Wundoberfläche. Und, was das Wichtigste ist, es gab nie einen Bericht über eine toxische Wirkung von Honig. Verbrennungen, die mit Honig behandelt wurden, heilen schneller und effektiver, in einer patientenfreundlichen Weise, ohne Infektionskomplikationen, mit wenig Schmerzen und relativ geringen Vernarbungen.«

Erste-Hilfe-Anwendung mit Honig

Reichlich kaltes, sauberes Wasser
Honig
sterile Wundauflage

Nachdem durch ausreichende Kühlung ein Fortschreiten der Gewebszerstörung in die tieferen Hautschichten abgebremst wurde, großzügig Honig auf die betroffene Fläche geben. Hierbei können die heutzutage in Kunststoffbehältern angebotenen Honige sehr hilfreich sein, da sie ein einfaches Portionieren ermöglichen. Man kann den Honig einfach auf die Wunde laufen lassen – ohne ihn zu berühren und dabei unnötigerweise mit Keimen zu verunreinigen, die er dann zusätzlich unschädlich machen muss.

Wunden

Alles, was wir bisher über Verbrennungen oder Hautkrankheiten ausgeführt haben, können wir auch bei allen Wunden anwenden – egal, ob es sich dabei um Schürfwunden, Schnitt- oder Quetschwunden handelt. Natürlich gibt es Verletzungen, bei denen aufgrund ihrer Schwere und Tiefe eine Schädigung von Nerven, Muskeln, Sehnen und Organen nicht auszuschließen ist. Das sollte unbedingt von einem Arzt abgeklärt werden, der die eventuell erforderlichen Maßnahmen veranlassen kann.

Honig hat selbst bei Wunden, die unter Antibiotikabehandlung monatelang nicht verheilten, eine nahezu unglaublich rasche Heilung bewirkt. Ein *Manukahonig mit hohem* UMF (s. S. 55) ist hierzu besonders geeignet. Ein einfacher Blütenhonig benötigt dazu etwas länger.

Herz und Kreislauf

Besonders in den westlichen Industrienationen sind Herz-Kreislauf-Erkrankungen die Todesursache Nummer 1. Die Errungenschaften der modernen Industriegesellschaft haben uns eher träge gemacht. Das trifft sowohl auf unseren Bewegungsdrang als auch auf unsere Ernährungsgewohnheiten zu. Moderater Ausdauersport kombiniert mit einer ausgewogenen Ernährung kann Sie vor lebensbedrohlichen Herz-Kreislauf-Erkrankungen bewahren. Ausgewogen bezieht sich hierbei sowohl auf die Quantität (Menge/Gewicht) als auch auf die Qualität (Wert) der Nahrung. Die ist bei Konsum von Industriezucker überhaupt nicht gegeben, dafür bei Honig umso mehr. In ärztlichen Versuchsreihen im In- und Ausland wurde seine herzstärkende Wirkung nachgewiesen.

Blutdruck

Aus einem rein mechanischen Verständnis organischer Vorgänge heraus wurden Medikamente entwickelt, die an einer Stelle innerhalb eines biochemischen Regelkreises andocken und diesen blockieren. Dies gilt z.B. auch für die Behandlung des Bluthochdrucks. Die zugrunde liegende Fehlfunktion besteht weiterhin, doch wir betreiben keine weitere Ursachenforschung, da das Symptom ja offensichtlich erfolgreich ausgeschaltet werden kann, solange man die Blocker regelmäßig einnimmt. Biologische Mittel wirken dagegen häufig ganzheitlich *ausgleichend* auf den Gesamtorganismus, nicht *gegen* hoch oder niedrig, sondern *für* normal.

Gelée Royale pur

500–1000 mg Gelée Royale

* Morgens vor dem Frühstück einnehmen, möglichst lang im Mund behalten (oder mit Honig vermischt (s. *Methusalem-Kompott,* S. 76), entfaltet seine ausgleichende Wirkung an vielen Stellen unserer organischen Regelmechanismen. Auch auf die Steuerung durch das vegetative Nervensystem wirkt es harmonisierend. Gestresste Blutgefäße entspannen sich. Die Mischung aus Honig, Apfelessig und warmem Wasser (*Honig-Essig-Wasser,* s. S. 83) wird besonders bei niedrigem Blutdruck (Hypotonie) empfohlen, doch die dadurch bewirkte Verbesserung der Fließeigenschaften des Blutes erleichtert Herz und Nieren sicherlich ihre Arbeit, und das hätte auch einen ausgleichenden Effekt bei Bluthochdruck (Hypertonie). Eine ausgewogene Ernährung und Lebensweise, ausreichende Flüssigkeits-

zufuhr sowie die Anwendung von Bienenprodukten, die die Funktion von Organen wie Leber, Nieren und Herz unterstützen, leisten einen wesentlichen Beitrag zum Druckausgleich.

Durchblutung

Menschen, die vor jedem Schaufenster anhalten, interessieren sich nicht unbedingt für die Auslagen darin. Sie leiden unter Umständen an der sogenannten Schaufensterkrankheit, einer arteriellen Verschlusskrankheit der Beine. An den Innenwänden der Blutgefäße haben sich durch jahrelange Fehlernährung mit sehr viel tierischem Fett, einem übermäßigen Alkoholkonsum und stark reduziertem Bewegungsdrang massive Ablagerungen gebildet. Das Blut, das sich durch das verengte Leitungssystem hindurchpresst, lie-

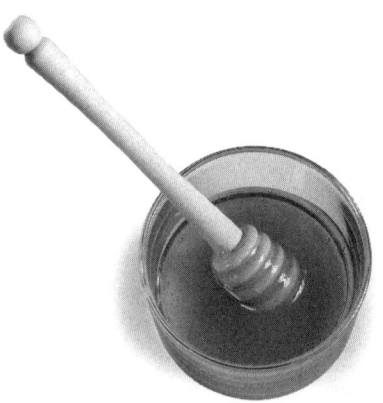

fert lediglich den Sauerstoff, den die Muskeln im Ruhezustand benötigen. Sobald ein wenig Anstrengung, etwa durch das Gehen von wenigen Schritten, dazukommt, reicht die Versorgung nicht mehr aus. Das tut richtig weh, und man hält unwillkürlich nach ein paar Metern an und wartet, bis der Schmerz nachlässt. Raucher und Diabetiker tragen ein erhöhtes Risiko einer Arteriosklerose. Um bei einem Wasserschlauch den Druck zu erhöhen, wird die Austrittsöffnung verengt. Auf ähnliche Weise erhöht sich auch der Blutdruck in derart verengten Gefäßen. Das Herz wird zu ungesunden Höchstleistungen gezwungen. Natürlich wäre es das Beste, es erst gar nicht so weit kommen zu lassen. Entsprechende Vorsorge beinhaltet gesunde Ernährung mit den richtigen Fetten, nur moderaten Alkoholgenuss und Verzicht aufs Rauchen. Neben schmerzfreier sportlicher Betätigung helfen auch die Mittel aus der Bienenapotheke.

Knoblauch-Honig-Sirup

20 Knoblauchzehen
500 ml Wasser
1 Zitrone
2 EL Honig (Kastanien- oder Kleehonig wäre vorteilhaft)

- Den Knoblauch pressen und für fünf Minuten im Wasser aufkochen, anschließend durch ein Sieb abgießen und nach Abkühlung den Saft der Zitrone sowie mindestens zwei Esslöffel Honig unterrühren. Davon morgens und abends ein kleines Glas trinken. Knoblauchausdünstungen werden sich nicht vermeiden lassen, aber vielleicht finden Sie Gleichgesinnte, denen geschmeidige Blutgefäße ebenfalls wichtig sind.

- Die unter Blutdruck empfohlenen Kompositionen *Honig-Essig-Wasser* (s. S. 83) und *Methusalem-Kompott* (s. S. 76) helfen auch bei Durchblutungsstörungen.

Pollen-Honig

1 Teil Pollen
2 Teile Honig (Kastanien- oder Kleehonig wäre günstig)

- Zutaten gründlich mischen, z. B. in einem max. $2/3$ vollen Honigglas. Einige Tage dunkel lagern. Am zweiten und dritten Tag nochmals umrühren. Der Honig löst den Pollen auf, sodass sich eine zähe, halbwegs homogene, nicht für jedermann appetitliche, aber dennoch wohlschmeckende Masse bildet. Geballte Pollen-Power wird durch den Honig aufgeschlossen und verstärkt. Pollen beugt durch Abbau der Blutfette Gefäßablagerungen vor.

- Auch der Einsatz von Bienengift durch einen Apitherapeuten kann sehr sinnvoll sein. Die durchblutungsfördernde Wirkung von Bienengiftsalbe bei Prellungen oder Gelenkbeschwerden kennen Sie ja vielleicht. Zudem hat sich die Einreibung von schlecht durchbluteten Armen oder Beinen mit *Propolissalbe* (s. S. 119) sowie die Einnahme von *Propolispräparaten* bewährt.

Herzleistung

Regelmäßige und ausdauernde sportliche Betätigung, möglichst unterhalb unserer persönlichen Schmerzgrenze, trägt zur Kräftigung unseres Herzens bei. Dieses kleine Pumpwunder, das sowohl über einen internen Steuermechanismus als auch über seinen eigenen Antrieb verfügt, arbeitet im Normalfall viele Jahrzehnte lang rund um die Uhr. Zum Erhalt und vielleicht zur Steigerung der Herzleistung gibt es aber noch andere Dinge als sportliche Betätigung. Auch der regelmäßige Genuss von *Weißdornhonig* würde das Herz unterstützen. Ebenso Weißdorntee, natürlich mit Honig gesüßt. Kneipp empfahl *Met* (Honigwein, s. S. 112 f.) zur Herzstärkung. Zu den Mahlzeiten ein Likörglas davon trinken.

Weißdorn-Tee

2 TL Weißdornblüten
¼ l heißes Wasser
Honig

• Die Weißdornblüten (evtl. mit Blättern) mit dem heißen Wasser überbrühen und 20 Minuten ziehen lassen. Von dem abgekühlten, mit Honig verstärkten Tee 3 x täglich eine Tasse trinken.

Weißdornhonig

Weißdornhonig

- 3 x täglich einen Tee- bis Esslöffel voll einnehmen. Sollten Sie dieser Spezialität habhaft werden, dann genießen Sie diesen Honig über einen längeren Zeitraum hinweg.

Herzwein

1 Bund Petersilie
1 Flasche Rotwein
Eigelb
Honig

- Die Petersilie klein schneiden und in der gut verkorkten Weinflasche ca. 14 Tage ziehen lassen. Dann muss der Weinkenner in den Hintergrund treten, denn das tägliche Glas Herzwein wird noch mit einem Eigelb und einem Esslöffel Honig verquirlt. Langsam trinken.

- Ein guter Rotwein in Maßen und nicht in Massen konsumiert, wirkt sich günstig auf Herz und Kreislauf aus. Die Inhaltsstoffe und ihr Zusammenspiel wirken positiv auf den Cholesterinspiegel, als Antioxidanzien (Rostschutzmittel, fangen freie Radikale) und tun einfach gut.

Immunsystem

Damit Ihr Körper für den Wettkampf mit krank machenden Keimen und Lebensumständen immer gut gerüstet ist, sollten Sie Ihre Verteidigung besonders gut trainieren. Ihr Körper erhält seine Rückendeckung von dem, was Sie ihm anbieten. Ein Imkerspruch lautet: »Ein Bienenstock vertreibt zehn Ärzte.« Tragen Sie also durch die Versorgung mit Bienenprodukten zu Ihrer Gesundheit bei. Vor allem bietet sich natürlich *Propolis* als Abwehrmittel an. Die *Propolistinktur* (s. S. 77) können Sie vorbeugend mit ca. zehn Tropfen täglich einnehmen. Bei einem akuten Infekt verstärken Sie die Dosis. Der *Honig-Pollen-Mix* (s. S. 81) sowie das edle *Gelée Royale* können sowohl kurmäßig als auch regelmäßig die Leistungsfähigkeit Ihres Immunsystems erweitern.

Abwehr-Teekur

1 TL Kamille
1 TL Schafgarbe
Wasser (für 1 Teekanne)
Honig

- Die Kräuter mit kochendem Wasser aufgießen, zehn Minuten ziehen lassen und dann abseihen. Etwas abkühlen lassen, mit Honig süßen und jeweils eine kleine Tasse davon vor jeder Mahlzeit trinken. Der abwehrstärkende Impuls geht hierbei zum einen von dieser Mischung an sich aus, zum anderen aber von ihrer kurmäßigen Anwendung. Bei einer Gesamtdauer von zehn Wochen wird die Honigmenge innerhalb der ersten sechs Wochen von einem halben auf drei Teelöffel gesteigert und danach wieder reduziert.

Kopf

Im Kopf läuft alles zusammen – hier wird ausgewertet, verdichtet, entschieden. Leider trifft hier auch alles zusammen, was uns Kopfschmerzen bereitet. Ein unüberschaubares Angebot an Informationen erzeugt ein Gewitter im Gehirn.

Kopfschmerzen

Stress und Anspannungen können ein erdrückendes Schraubstock-Gefühl hinterlassen. Auch dumpfer Dauerkopfschmerz, stechende oder bohrende Schmerzattacken oder gar die berüchtigte Migräne treten auf. Häufig kann man dabei einen typischen Schmerzverlauf feststellen, der nicht zufällig mit der Lage bestimmter Akupunktur-Leitbahnen übereinstimmt. Vom Nacken rechts und/oder links der Mittellinie zum inneren Augenwinkel deutet auf einen Zu-

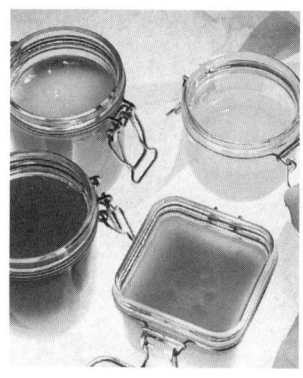

sammenhang mit der Blase hin. Etwas seitlicher verläuft, in großzügigem Zickzack über Ohr und Schläfe zum äußeren Augenwinkel, der Gallenblasen-Meridian. Das sind die beiden längsten Akupunktur-Leitbahnen, die manchmal jedoch zu »Leidbahnen« mutieren. Die Behandlung einer Störung fernab des Schmerzsymptoms im Kopf kann oft die Erlösung bringen. Die Anwendungen, die Sie unter Blase (Harnwege) bzw. Gallenblase finden, könnten hierbei das Problem bei der Wurzel packen. Verschiedene Punkte durch Akupressur zu stimulieren, nimmt häufig schon den Kopfschmerz. Dickdarm 4 wird hierzu gern genommen. Der liegt etwa an der unteren Spitze des V, das Zeigefinger und Daumen bilden, mehr auf der Zeigefingerseite. Einfach drücken, bis der Schmerz nachlässt.

Honig pur

Lavendel-, Linden-, Thymian- oder Melissenhonig

- Regelmäßig davon naschen oder den Honig (es darf auch jeder andere Bienenhonig sein) in einen abgekühlten Tee aus den entsprechenden Kräutern rühren. Andere Heilkräuter wie *Baldrian, Johanniskraut oder Tausendgüldenkraut* eignen sich ebenso dazu.

Royal Mint

1 Tasse Pfefferminztee
Methusalem-Kompott (s. S. 76)

- Das Honiggemisch in den warmen Pfefferminztee rühren und genießen.

Weitere Tipps

Ohrkerzen besonders in Kombination mit Akupunktur, bringen vor allem bei Spannungskopfschmerz die ersehnte Entspannung.
Auch eine Nackenmassage mit Mandelöl, dem einige Tropfen ätherische Öle und Propolistinktur (s. S. 77) zugesetzt wurden, hat diesen Effekt.

Leber und Galle

Die Leber wird als die größte Drüse des Körpers bezeichnet. Ein gängiges Bild ist auch das der Stoffwechsel- und Entgiftungsfabrik. Der Leber wird allerdings häufig einiges zugemutet, was eigentlich als Sondermüll entsorgt werden müsste. Die Galle ist genau genommen eine bittere Flüssigkeit, die mit dem Cholesterin gebildet wird, das die Leber aus dem Abbau von Fetten gewinnt. Die Gallenblase ist ein Zwischenlager für konzentrierte Galle, die bei Bedarf zum Einsatz kommt.

Die Leber besitzt eine enorme Fähigkeit zur Regeneration. Unterstützt wird diese durch Bienenprodukte wie *Pollen, Honig und Propolis*.

Verschiedene leberstärkende Heilmittel mit Honig

- *Honig pur – Klee-, Kohlblüten-, Löwenzahnhonig*
  Auch einfacher Blütenhonig tut der Leber gut. Honig ist durch seine einzigartige Zuckerkomposition eine ideale Lebernahrung.

- *Pollen-Honig* (s. S. 144) bietet der Leber zusätzlich alle Eiweißbausteine, die zur Regeneration notwendig sind. Drei Esslöffel am Tag sind ausreichend.

- *Honig-Essig-Wasser* (s. S. 83) hilft beim Frühjahrsputz in Blut und Leber.

- *Propolistinktur* (s. S. 77) ca. 10 Tropfen am Tag einnehmen. Das hilft der Leber bei der Schwermetallentgiftung.

- Spezielle *Leber-Galle-Tees sowie Holunderblätter-, Johanniskraut- und Schlüsselblumentee mit Honig veredelt* sind auch sehr hilfreich.

Honig-Leinsamen-Quark

125 g Quark
1 EL geschroteter Leinsamen
1 EL Leinöl
1 EL Honig

- Alle Zutaten mischen und täglich – mindestens eine Woche lang – essen.

- Zur Anregung des Gallenflusses eignet sich auch eine mehrwöchige Kur mit dem Inbegriff eines klassischen Hausmittels:

Heiße Milch mit Honig

1 Glas Milch
1 EL Honig

- Die Milch nur erhitzen, nicht kochen und den Honig erst nach Abkühlung auf ca. 40 °C einrühren.

Magen und Darm

Im gesamten Verdauungstrakt – Mund, Speiseröhre, Magen, Dünn- und Dickdarm – versucht unser Organismus aus allem, was da hindurchgeht, etwas Verwertbares herauszuziehen. Manchmal bleiben einige blinde Passagiere wie Pilze und Bakterien unterwegs hängen und richten sich bei uns häuslich ein. Durch Ernährungsfehler oder Antibiotikaeinnahme haben wir es für sie vielleicht besonders verlockend gestaltet, ohne lästige Konkurrenz durch eine intakte Darmflora.

Durchfall

Dieses Darmproblem kann natürlich von einer ernsten Infektion durch Enterokokken, Salmonellen oder Viren herrühren. Das kann man manchmal nicht ohne ärztliche Hilfe behandeln. Doch, wie in diesem Buch hinreichend belegt, hat Honig, besonders *Manukahonig*, sein Potenzial im Kampf gegen solche Eindringlinge schon häufig bewiesen. Bei starkem und lang anhaltendem Durchfall ist es wichtig, den *Wasser- und Elektrolytverlust durch viel Trinken auszugleichen.*

Salz-Honig-Wasser

1 l Wasser
1 gestr. TL Salz
2 EL Honig

- Das Wasser abkochen und Salz darin lösen. Nach Abkühlung Honig hinzufügen. Diese Dehydrationslösung trinken, bis der Durchfall aufgehört hat und die Flüssigkeitsverluste ausgeglichen sind. Meistens mit Zucker zubereitet, hat dieses einfache Mittel bereits Hunderttausenden von Kindern das Leben gerettet.

- Bei nicht so dramatischen Fällen hilft auch das folgende Rezept (Seite 142) aus Omas Trickkiste.

Apfel-Honig

1 geschälter Apfel
1 TL Honig

- Den Apfel reiben und mit dem Honig mischen. Apfel ist reich an Pektin, einem Geliermittel, das sich auch in manchen Durchfallmitteln findet. Der Apfelgelee-Pfropf wirkt mechanisch als Darmputzer, während der Honig seine antibakterielle und entzündungshemmende Wirkung entfaltet.

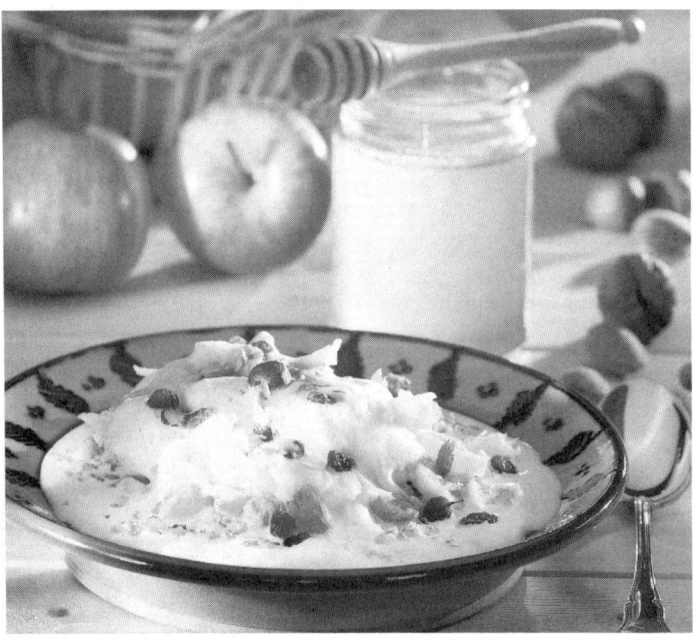

Gestörtes Essverhalten

Honig kann auch hier ausgleichend wirken. Besonders bei *Appetitlosigkeit* bis hin zu *Magersucht* kann er den Grundstein für ein normales Essverhalten bilden, da er leicht aufgenommen wird, Magen- und Darmtätigkeit reguliert und Reizzustände in diesem Bereich lindert. *Zubereitungen mit Pollen und Gelée Royale verbessern ebenfalls den Appetit.*

Magenschleimhautentzündung, Magen- und Darmgeschwür

Diese Erkrankungen werden sicher durch psychosomatische Auslöser, wie z. B. emotionalen Stress, begünstigt, letztendlich handelt es sich jedoch um eine Infektion mit Bakterien vom Stamm der *Helicobacter pylori. Aktiver Manukahonig* hat vielfach seine Fähigkeit bewiesen, diese Leiden auszuheilen.

Propolistinktur und *Pollen-Honig* liefern *antibakterielle und gewebebildende Wirkstoffe.*

Pollen-Honig

Pollen-Honig mit 10% Pollenanteil
scheint hier günstig.

- 50 g Pollen in ein Glas Honig einrühren. Am nächsten Tag Rührvorgang wiederholen. Täglich zum Frühstück genießen, auf Brot, im Müsli oder Joghurt.

- *Löwenzahnhonig* enthält von Natur aus einen höheren Pollenanteil und eignet sich sowieso hervorragend bei Verdauungsproblemen. Im Kapitel Honigsorten finden Sie weitere Honige, die sich bei diversen Magen-Darm-Problemen bewährt haben. Honig entfaltet seine heilsame Wirkung selbst in großer Verdünnung. Die chinesische Medizin empfiehlt beispielsweise *warmes Honigwasser* schluckweise *bei Reizmagen und Durchfall* und *erkaltetes Honigwasser bei Verstopfung*. Wer regelmäßig Honig isst und zudem ballaststoffreiche Nahrung bevorzugt, hat normalerweise keine Probleme mit Verstopfung.

Zähne und Zahnfleisch

Honig und Zähne – ich gebe zu, ein kontroverses Thema. Tabu für Leute, die Zucker nicht unterscheiden. Karies wird von Bakterien verursacht – mit unserer Mundflora verhält es sich dabei aber ähnlich wie mit unserer Darmflora. Solange die guten Bakterien vorhanden sind, können sich krank machende Keime nicht ausbreiten. Honig fördert dieses physiologische Gleichgewicht.

Zahnfleischentzündung

Honig vermag eine *Zahnfleischentzündung* rasch auszuheilen. Besonders geeignet ist hierbei wieder ein *aktiver Manukahonig*. Nach einer längeren Einwirkzeit im Mund können Sie ihn einfach runterschlucken. Wenn es Sie beruhigt, können Sie danach den Mund mit warmem Wasser ausspülen.

Schlusswort

Ich denke, Sie stimmen jetzt mit mir darin überein, dass Honig und andere Bienenprodukte einfach in eine gut sortierte Hausapotheke gehören. Besonders der Honig ist ein preiswertes Mittel mit unbezahlbarem Nutzen für Ihre Gesundheit. Wer dies schätzen gelernt hat, wird bemüht sein, den fleißigen Bienen ihre Lebensgrundlagen zu erhalten. Gemeinsam sollten wir uns dafür einsetzen, Honig, dieses kostbare Geschenk der Natur, zu bewahren.

Kosmetik und Wellness sowie Kochen und Backen sind weitere Bereiche, in denen Honig eine Rolle spielen sollte. Es gibt dazu viele bewährte Rezepte, aber auch viel Spielraum für Fantasie und Experimente. Grundsätzlich können Sie in jedem Rezept den vorgesehenen ungesunden Zucker durch gesunden Honig ersetzen. Die Menge dürfen Sie getrost halbieren, da Honig intensiver süßt.

Also, bleiben oder werden Sie gesund mit dem, was Frau Dr. Biene verordnet!

Anhang

Exklusiv aus der Bienenwelt –
Interview mit Papa Drohne

Liebe Leserinnen und Leser! Sie haben nun schon eine ganze Menge über den Honig und seine Heilkräfte gelesen. Für diejenigen unter Ihnen, die *noch* mehr über den Honig und vor allem auch seine »Hersteller«, die Bienen erfahren möchten, habe ich mir ein Interview mit »Papa Drohne« ausgedacht.

Damit der Lesegenuss bei diesen zusätzlichen Informationen nicht zu kurz kommt, möchte ich dieses Interview in einem betont lockerem Tonfall führen.

»Pa Drohn, Sie sind mir als gebildetes, auskunftsfreudiges Mitglied dieses Bienenvolkes empfohlen worden. Wären Sie bereit, uns Einblicke in das Leben Ihres Staates zu gewähren, falls wir Sie nicht gerade von etwas Wichtigem abhalten?«

»Mach nicht so viel Worte, Junge, klar mach ich das. Und sag einfach Pa zu mir und du. Und selbstverständlich hat man *mich* empfohlen, zum einen weil ich den Überblick über das ganze Gewusel hier habe, zum anderen weil so ein alter Macho wie ich meistens sowieso nichts Besonderes zu tun hat. Also, womit soll ich anfangen?«

»Nun, wie wär's mit dir und den anderen Drohnen, Pa?«

»Wie du willst, obwohl es da nicht so sehr viel zu berichten gibt. Unser Leben fängt schon etwas seltsam an. Nicht nur, dass wir unseren Vater nicht kennen, das gibt's ja bei euch auch des Öfteren, nein, wir haben gar keinen. Die Eier, aus denen wir heranwuchsen, waren allesamt unbefruchtet. Wir haben also nur Mamas Chromosomensatz. Wenn man da keinen Mutterkomplex kriegt. Nun ja, wie du siehst, sind wir ja doch ganz stramme Jungs geworden.«

»Ja, ich muss gestehen, dass ich dich im ersten Moment für Queen Mum gehalten habe, weil du doch beträchtlich größer bist als die meisten anderen Bienen um dich herum.«

»Da bist du nicht der Erste, dem das passiert. Erst neulich hatte unser Imker einen Besucher dabei, dem er meine Wohnetage zeigte. Der rief ganz aufgeregt: ›Da ist die Königin! Ich sehe die Königin.‹ Nun ja, er hatte mich gemeint. Und dann sah er noch eine und noch eine, alles Kumpels von mir. Manchmal gibt's an die 2000 von uns in ganz Apipolis.«

»In ganz was?«

»Apipolis, der Name unserer Stadt. Zugegeben, nicht ganz originell. Wenn mich jemand fragt, woher ich komme, dann sag ich meistens, ich käme aus Bees City. Du weißt schon, die People, die man heute so trifft, verstehen besser Englisch

als dieses antike Griechisch und wenn jemand auf volkstüm-
lich macht, du meine Güte, dann bin ich halt aus Bienen-
stadt, gelle.«

*»Für so einen Bienenunkundigen wie mich ist es tatsächlich schwie-
rig zu unterscheiden, wer nun wer ist in Bees City. Worauf muss
ich achten?«*

»Weißt du, Junge, auch wenn du versuchst, besonders hip
zu wirken, die meisten von euch sind doch verkappte Roya-
listen. Wahrscheinlich bist du von einem dieser Klatschblät-
ter ›Biene mit Herz‹ oder ›Bild der Biene‹, deren Paparazzi
ständig vor unserem Airport lauern. Also, unsere Queen er-
kennst du daran, dass sie ständig von ihrem Hofstaat be-
gleitet wird. Das sind ca. zehn Bodyguards mit der Lizenz
zum Füttern, im Grunde bessere Kammerzofen. Aber wenn
du jetzt glaubst, Ihre Majestät hätte lediglich repräsentative
Funktionen wie Nektarempfänge oder Reden zur Einwei-
hung einer neuen Brutkammer, dann muss ich dich leider
enttäuschen. Sie weiht zwar die Brutkammer ein, aber nur
indem sie unermüdlich die Babyzellen mit Eiern bestückt.
Die sehen für dich wahrscheinlich – keine Ahnung – so wie
winzige Reiskörnchen aus. Und puh, was für ein Stress! In
der Hochsaison, also wenn's draußen schön warm ist und
die ganze verflixte Flora um die Wette blüht, dann kommen die Reporter von ›Die Apielle‹ mit ihren royalen Nach-
wuchsmeldungen gar nicht mehr nach. Bis zu 3000 Brutzellen bestückt Frau Königin dann an einem Tag. Da mag ich's
schon lieber gemütlich. Meine Güte, zwei Drittel der Menge
entsprechen ihrem eigenen Körpergewicht, es ist mir völlig

schleierhaft, wo sie das alles herholt. Es muss an diesem Pow-
erfutter liegen, das sie schon als Baby länger als alle anderen erhielt und mit dem sie immer noch versorgt wird. Bei
alledem behält sie dennoch eine recht attraktive Figur. Sie
ist ungefähr so groß wie ich, aber längst nicht so plump und
gedrungen, vielmehr bewegt sie sich mit ihrem schlanken
Untergestell sehr grazil und elastisch und trifft jede Brutzelle punktgenau. Ob ich sie deshalb beneiden soll, weiß ich
nicht so recht. Da bleib ich lieber so phlegmatisch, wie es
meinem Ruf als unnützer Faulpelz entspricht.«

*»Wenn ich da mal kurz einhaken darf, ist da nicht auch was dran
an dieser Reputation?«*

»Ehrlich gesagt kümmere ich mich wenig um dieses Gere-
de, aber ich gehe auch zu keiner Drohnen-Selbsthilfegrup-
pe wegen irgendwelcher Nichtsnutzigkeitskomplexe. Im
Großen und Ganzen lassen wir es schon gemütlich ange-
hen, obwohl wir hier und da auch mal aushelfen, wenn Not
am Drohn ist. Da reiht man sich schon mal in eine Nektar-
Transportkette ein, lässt sich im Hochsommer als Ventilator
missbrauchen oder hockt sich auf die Brutzellen, damit der
Nachwuchs schön mollig gehalten wird, wenn die zuständi-
gen Arbeitsbienen mal anderweitig beschäftigt sind. Man
ist ja keine Unbiene, aber übertreiben sollte man seine Ge-
schäftigkeit auch nicht gerade. Du weißt ja, schlechter Ruf
verpflichtet, und wie leicht wird Gutmütigkeit ausgenutzt.
Reicht man ihnen den kleinen Fühler, so nehmen sie gleich
den ganzen Drohn.«

»Aber ist es nicht eher so, dass die Arbeitsbienen sich in ihrer Fürsorge um euch ausgenutzt fühlen, um diesen Gedanken mal aufzugreifen?«

»Du meinst, weil wir keinen Nektar oder Pollen sammeln, uns weder am Bau noch an der Verteidigung der Stadt beteiligen? Guter Witz! Sollen wir etwa irgendwelche Eindringlinge durch unsere imposante Gestalt beeindrucken oder mit unserem Brummbass einschüchtern? Mann, wir sind unbewaffnet, und wir haben auch null Equipment zum Futtersammeln. Da können wir uns zwangsläufig nur an das vorgekaute Zeugs halten, was die Kolleginnen beigeschafft haben. Aber glaube mir, die wissen auch, was sie an uns haben. Wir sind nämlich zu Höherem berufen.«

»Ach, und was sollte das wohl sein?!«

»Deine Skepsis ist ja nicht gerade schmeichelhaft. Aber ich kann's dir genau sagen. Es findet in etwa 15 Metern Höhe statt und handelt sich um einen One-Flight-Stand mit einer jungfräulichen Königin. Über dieses Schäfersekündchen haben die meisten von uns die wildesten Vorstellungen. An sonnigen Tagen, meist zwischen 13 und 17 Uhr kommen bis zu tausend Kumpel, auch aus anderen Völkern, zum Drohnenstammtreff in einem genau definierten Luftraum und erzählen Drohnenmachowitze über … – sind eigentlich Kinder unter deinen Lesern?«

»Kann ich nicht ausschließen. Warum?«

»Nun ja, ich meine, die Kleinen kennen sich ja heutzutage recht gut aus, wenn's, du weißt schon, um ›die Blumen und die Bienen geht‹, aber bei so mancher drohnografischen Zote geht's ganz schön zur Sache. So manches Mal denke ich mir, dass wir ziemlich bescheuert sein müssen, für ein paar Sekunden Gipfelstürmen so einen Aufstand zu machen. Schließlich kommt kaum einer von uns wirklich zum Schuss. Die meisten packen schon den Steigflug davor nicht, und diejenigen, die es zur ersehnten Vereinigung mit der Kronprinzessin schaffen, reißen sich dabei die Familienjuwelen aus und gehen danach elendig zugrunde. So ganz jungfräulich ist Fräulein Königin meist auch nicht mehr, da sie nacheinander bis zu zehn Kollegen vernascht. Von Erotik oder gar Romantik keine Spur. Sie will nur unser Bestes, unseren Samen. Davon hat jeder von uns bis zu elf Millionen und dieses berechnende Luder saugt uns so lange aus, bis sie selbst ca. vier bis fünf Millionen Samenzellen in ihrer eigens dafür vorgesehenen Samenblase hat. Das kann so 20 bis 60 Minuten ihrer kostbaren Zeit in Anspruch nehmen, und es reicht ihr ein langes Leben lang, bis zu fünf Jahre. Das kann sich ohnehin keiner von uns vorstellen, weil kaum einer von uns Drohnen älter als vier bis acht Wochen wird. Abgesehen davon, dass dieses Begattungsunternehmen für unsereins ein Bestattungsunternehmen wird, überleben viele von uns auch so nicht einmal ihre eigene Midlifecrisis. Und das hat keinesfalls einen sexuellen Hintergrund.«

»Was meinst du damit? Etwa die legendäre Drohnenschlacht?«

»Psst! Nicht so laut! Wir wollen doch keine schlafenden Bienenwölfe wecken. Also, man munkelt, dass die Arbeitsbienen im Herbst, nämlich dann, wenn es nicht mehr so üppig zu futtern gibt, plötzlich entdecken, dass sie besser ohne uns auskommen. Um keine unnützen Mäuler stopfen zu müssen, veranstalten die Schwestern einen regelrechten Drohnozid oder, wie eure Medien es nennen, eine ethnische Reinigung. Was sich wie ein harmloser Putzfimmel anhört, ist in Wirklichkeit ein kaltblütiges Massaker an der gesamten männlichen Bevölkerung. Ehemals friedliche Nachbarinnen sollen dann zu wahren Monstern mutieren, und wenn sie einen nicht auf der Stelle, noch innerhalb der Stadt erledigen, dann drängen sie einen zumindest hinaus. Und sie haben eindeutig die stichhaltigeren Argumente, wobei sie immer gleich mit einer ganzen Kohorte anrücken. Auch wenn man ganz arglos einmal einen Spazierflug unternommen hat, kann es sein, dass einen die kleinen Biester nicht mehr zurück in unsere Wohnung lassen. Alles Betteln vor sämtlichen Eingängen nutzt überhaupt nichts. Die bleiben knallhart, obwohl sie manchmal sogar Fremdbienen reinlassen, die sie aber vorher durch gern gesehenen Schmiernektar oder -pollen bestochen hatten. Draußen kreisen unterdessen schon die Geier. Pardon! Meisen natürlich, für die wir ein ausgesprochener Leckerbissen sein sollen. Aber lass uns jetzt bitte das Thema wechseln.«

»O. K., einverstanden. Wir Menschen nutzen ja intensiv all das, was hier bei euch so eifrig für den Eigenbedarf produziert wird. Manchmal nehmen wir uns etwas und bieten euch dafür einen billigen Ersatz an.«

»Du meinst primitives Zuckerwasser im Tausch gegen edlen Honig? Für profitable Geschäfte solcher Art ist deine

Rasse ja berüchtigt. Ihr sollt ja sogar euren eigenen Artgenossen mit wertlosen Glasperlen kostbares Gold abgequatscht haben.«

»So was in der Art. Aber eigentlich wollte ich fragen, wie du den Produktionsalltag hier erlebst. Auf mich wirkt das alles irgendwie unüberschaubar und, ehrlich gesagt, recht chaotisch.«

»Kann ich gut verstehen, mir geht's ja selbst oft noch so, aber selbstverständlich bekommt man mit der Zeit einen einigermaßen guten Überblick. Dein Artgenosse, der uns die Räumlichkeiten hier nicht ganz uneigennützig zur Verfügung gestellt hat, greift auch hier gelegentlich ein, indem er zusätzlich Bauelemente einfügt. Ihr habt's echt drauf mit technischen Tricks und Normbauteilen. Ein Gitter z. B., durch das die emsigen Arbeitsbienen jederzeit durchschlüpfen können, ist für die Königin einen Tick zu eng und so muss sie zwangläufig im Bereich der Brutwaben bleiben. Die Honigwaben bleiben dadurch vom Brutgeschäft unbehelligt. Ganz schön clever. Andererseits nehmen wir ja auch gern jede Arbeitserleichterung an. Die vorgefertigten Mittelwände orientieren sich genau an unserem bionischen Vorbild, und so müssen wir sie nur noch beidseitig mit unseren bewährt genialen Waben bestücken. Wenn ich daran denke, wie unsere Vorfahren alle möglichen Hohlräume wie morsche Bäume, Strohkörbe, Tongefäße oder gar Tierkadaver instand besetzt haben und die Innenarchitektur entsprechend anpassen mussten, dann haben wir es heute schon bedeutend einfacher.«

»Wir? Was meinst du mit wir? Du frönst doch bekanntlich eher aus-
giebig dem Müßiggang.«

»Weißt du, ich verstehe mich nicht ausschließlich als passiven Beobachter. Wenn ich sehe, was meine Schwestern
von der arbeitenden Bevölkerung da Erstaunliches auf ihre
sechs Beine stellen, dann erfasst mich ein ungeheures soli-
darisches Wir-Gefühl. Das kennst du doch auch, wenn eure
Fußballnationalmannschaft wider Erwarten, durch außeror-
dentliche Leistungen, Unglaubliches erreicht. Dann prahlst
du doch auch damit, obwohl du nur im Trainingsanzug mit
Bier und Chips vorm Fernseher dabei warst. Also, wenn ich
mich einfach mit einbeziehe und behaupte: ›Wir sind Welt-
meister!‹, dann nur, weil ich allen Grund habe, auf meine
Mitbienen stolz zu sein. Was da so chaotisch wirkt, ist in
Wirklichkeit präzis abgestimmte Teamarbeit, oder wie es
bei den drei Muskelbienen heißt: ›Eine für alle und alle für
eine!‹ Das Leben einer Arbeitsbiene verläuft grob gesagt in
drei etwa gleich großen Abschnitten von je 21 Tagen. Die
ersten drei Wochen braucht sie für die Entwicklung vom Ei
zur fertigen Biene, immerhin fünf Tage mehr als ihre blau-
blütige Kollegin. Das mit dem blauen Blut ist übrigens auch
bei uns nur so eine Redensart.

In Wirklichkeit ist unsere Hämolymphe aber auch nicht
rot, sondern farblos. Wenn mein eigenes Ei-Larven-Puppen-
Stadium nicht sogar 24 Tage verbraten hätte, wäre ich ja ge-
neigt anzunehmen, die brauchten so lange, um ihre vielfältigen Aufgaben instinktiv zu verinnerlichen. Doch warum
sollen ich und meine Geschlechtsgenossen noch drei Tage
länger gebraucht haben, nur um ein einziges, noch dazu

recht fragliches Lebensziel zu definieren? Da kann man ganz schön ins Grübeln geraten, aber lassen wir das. Wo waren wir stehen geblieben?«

»Ehh ... Arbeitsbienen, glaube ich, vielfältige Aufgaben oder so.«
»Ja, richtig, also die Kleinen haben sich kaum ins Leben geknabbert, schon fangen sie an, ihre Kinderstube zu putzen. Das musst du dir mal bei euch vorstellen: kleine Kinder, die bereits frühzeitig und offensichtlich von selbst Verantwortung für die Familie übernehmen und ohne Aufforderung ihr Zimmer aufräumen. Und nicht nur das, sie helfen auch bei den anderen, z. B. bei so einem Faulpelz wie mir aus. Außerdem helfen sie, die jüngeren Geschwister, die noch nicht die Finsternis der Welt erblickt haben, warm zu halten. Das machen sie an den ersten zwei Tagen. In den darauffolgenden drei Tagen dürfen sie die älteren Larven mit Pollen und Honig versorgen.«

»Warum nur die älteren Larven?«
»Gute Frage. Das ist so ähnlich wie bei euch in der Grundschule. Die Erstklässler werden meistens von erfahrenen Lehrern unterrichtet, während die frischgebackenen Junglehrer an den älteren Schülern üben dürfen. Bei den Ammenbienen ist es aber nicht nur die mangelnde Erfahrung, sondern vor allem die Tatsache, dass die Futtersaftdrüsen im Kopf erst zwischen dem sechsten und elften Tag besonders aktiv sind. Diese Futtersäfte sind aber das, was die Junglarven in ihren ersten drei Lebenstagen, wenn's eine Arbeiterin werden soll, bzw. fünf Tagen, wenn daraus eine Prinzessin

entstehen soll, bekommen müssen. Es bestehen neben der unterschiedlichen Fütterungsdauer auch noch Unterschiede im Mischungsverhältnis, aber das kannst du ja analysieren lassen, wenn du willst.«

»Ja, ja, das finde ich absolut beeindruckend. Ich weiß zwar, die Milch macht's, die Extraportion Muttermilch, aber begreifen kann ich es trotzdem nicht.«

»Kannst ganz beruhigt sein, ich verstehe das auch nicht. Die Arbeitsbienen bestimmen natürlich mit, ob aus einem Ei eine ihresgleichen oder aber eine königliche Legemaschine wird. Zum einen dadurch, dass sie die Brutzelle entsprechend geräumig anlegen. Die Eier sind identisch und in beiden Fällen befruchtet. Nun kann es sein, dass Queen Mum anfängt zu schwächeln und das Arbeitsvolk befürchten muss, dass sie es nicht mehr allzu lang macht, oder sie kommt von einem Ausflug nicht mehr heim, bzw. ein eifriger Jungimker hat sie versehentlich von ihrem Volk getrennt. Falls nicht bereits Weiselzellen – so nennt man die Kinderstube der Prinzessinnen – angelegt wurden, so kann man die drohende Katastrophe eventuell noch abwenden, indem man umweiselt.«

»Neuer Anstrich rettet Königsgeschlecht, oder was?«
»Blödsinn! Weisel ist der Name, den irgendein Einfaltspinsel sich für unsere Majestät ausgedacht hat. Also, umweiseln geht nur, wenn eine Larve nicht älter als drei Tage ist, am besten aber nur einen Tag alt. Dann kann aus einer Bürgerlichen noch eine Adelige werden. Danach ist alles schon so

prolomäßig angelegt, dass selbst das feinste Edelfutter nichts mehr ändern kann.«

»Das klingt ja alles schrecklich aufregend, aber ich möchte doch nochmal meinen Eindruck loswerden, dass die Arbeiterinnen furchtbar ausgenutzt werden – ist es nicht geradezu unbienlich, dass sie die ganze Zeit im Dunklen schuften müssen?«

»Ha! Das muss mir ausgerechnet ein Mensch sagen. Bei euch gibt es doch Fabrikarbeiter, die jahrelang an einem Fließband hocken und immer wieder die gleiche Schraube festdrehen. Unsere Arbeitsbienen haben dagegen nicht nur ein abwechslungsreiches Berufsleben, sie können zudem bereits frühzeitig Ausflüge in die nähere Umgebung unternehmen. Der Imker nennt das Vorspiel. Du stellst dir vielleicht etwas anderes unter diesem Begriff vor, was jedoch vielleicht auch mit einer flotten Biene zu tun hat, wenn du verstehst, was ich meine.«

»Schon gut, schon gut, lenk bitte nicht ab von deiner Geschichte. Wie geht es mit den Arbeitsbienen weiter?«

»Nun, diese Erkundungsflüge sind auch kein reines Vergnügen, sie dienen nicht nur der Entspannung. Die Jungbiene prägt sich ihre Umgebung schon einmal gut ein, damit sie sich später in offizieller Mission darin zurechtfindet. Vom zwölften bis siebzehnten Lebenstag ist sie erst mal jedoch der Bauabteilung unterstellt. Das trifft nicht zufällig mit der höchsten Aktivitätsphase ihrer Wachsdrüsen zusammen. Nebenher kann sie jedoch auch zu anderen Arbeiten herangezogen werden. Man ist da ziemlich flexibel. Zwischen 18 und

21 ist Grundwehrdienst angesagt, Wacheschieben an den Einflügen. In dieser Zeit sind unsere Allroundtalente besonders scharf bewaffnet. Ihre Giftblasen sind prall gefüllt. Arme Eindringlinge. Du hast sicher bemerkt, dass wir uns alle verdammt ähnlich sehen und die mit Abstand größten Augen haben wir Männer. Wie kann so eine Wachbiene also wissen, wen sie vor sich hat?«

»Genau, so was in der Art lag mir auch fragetechnisch auf der Zunge.«

»War mir klar. Deshalb erklär ich's dir auch. Unser feinster Sinn ist keinesfalls das Sehen. Das reicht gerade, um sich am Sonnenstand und in der Umgebung zu orientieren und natürlich Farben wahrzunehmen, was für das Blütenpollen-Nektar-Geschäft enorm wichtig ist. Unser Imker hat unsere Einflugbereiche extra unterschiedlich bunt markiert, damit wir leichter nach Hause finden. Echt lieb von ihm, aber eigentlich nicht nötig, denn unsere Mädels operieren mehr mit ihren niederen Instinkten, besonders drinnen im Bau, wo alles zappenduster ist. Wir haben einen von Tausenden von Sinneshärchen vermittelten Tastsinn sowie einen ausgesprochen guten Riecher. Duftstoffe bestimmen unser Zusammenleben, vor allem die vier Pheromone, die unsere Majestät verbreitet.

Durch entsprechende Duftmarken wird jede Biene identifiziert, die um Einlass sterzelt. Diese unwiderstehlichen Geruchssinnesreize sind es auch, die uns Machos immer wieder zum Verhängnis werden. Verstehst du? Wir riechen den betörenden Duft dieser Prinzessin, und es gibt kein

Halten mehr, auch wenn wir uns damit in den sicheren Tod begeben.«

»Ich glaube, ich weiß, wovon du redest. So was habe ich selbst schon erlebt. Bei uns kann man solche Erfahrungen allerdings halbwegs überleben.«

»Hm, jedenfalls scheinen diese Pheromone auch so was wie telepathische Informationsträger zu sein, die bewirken, dass Tausende von Bienen absolut harmonisch zusammenarbeiten können, ohne dass sie sich gegenseitig im Wege stehen – und ein gemeinsames Projekt absolut reibungslos bewältigen, ohne dass man das bei euch übliche Baustellengeschrei hören würde oder irgendwer glaubt, er müsse den mit dem großen Durchblick raushängen lassen.«

»Aber es gibt doch so was wie eine Bienensprache, oder nicht?«

»Du meinst dieses Rumtänzeln, z. B. in Form der Zahl Acht, womit die Kundschafterinnen den Kolleginnen vortanzen, wo's was zu futtern gibt? Senkrecht oder in einem bestimmten Winkel zur Wabe zeigt den Fundort im Verhältnis zum Stand der Sonne an, und je nachdem, wie heftig sie dazu mit dem Hintern wackelt, wissen die anderen, wie sehr es sich lohnt, dahinzufliegen. Eine echte Kommunikation, so wie ihr sie kennt, ist das aber nicht. Keine der Bienen wird etwa antworten: ›Danke für den Tipp, Kollegin. Ich werde vielleicht später mal rausfliegen und mir die Sache anschauen.‹ Die Information löst immer eine unmittelbare Reaktion aus und das Bienengeschwader rückt unverzüglich aus, um die Ressourcen einzufliegen. Übrigens

›sprechen‹ Bienen landschaftstypische Dialekte. Eine deutsche Biene hätte Verständigungsprobleme mit ihren italienischen Verwandten.«

»Interessant, aber was ist jetzt mit den restlichen 21 Tagen im Leben der Arbeitsbienen?«

»Tja, das ist der längste und vielleicht schönste zusammenhängende Abschnitt in ihrem Leben. Ihre sonst fein zusammengefalteten vier filigranen Flügel sind jetzt ständig im Einsatz. Man könnte meinen, sie würden Bonusmeilen sammeln bei Miles and More, dabei sind sie nur unentwegt unterwegs, um Nektar, Pollen, Harze und Wasser herbeizuschaffen. Einer von euch hat mal ausgerechnet, dass eine einzige Biene in einer Stunde etwa 700 Blüten bestäuben kann. Für ein einziges Kilo Honig müsste sie aber über sieben Millionen Blüten anfliegen. Meine Güte, dafür bräuchte sie annähernd 10 000 Flugstunden oder ca. 15 Monate und hätte eine Flugstrecke von 240 000 Kilometern zurückgelegt. Du siehst, so was geht nur in Teamarbeit. Wenn du das nächste Pfund Honig vernaschst, denk mal darüber nach, dass unser Bienengeschwader dafür quasi dreimal um die Erde gedüst ist. Dabei tun sie übrigens so einiges auch für euch Menschen, nicht nur weil ihr euch gern an unseren Produkten, vor allem dem Honig bedient, sondern ganz besonders auch, weil 80 % eures Obstes und Gemüses ohne Insektenbestäubung überhaupt nicht gedeihen würde. Also, die Giftspritze auf unsere Weiden zu halten, zeugt nicht von allzu viel Weitsicht.«

»*Da gebe ich dir absolut Recht, Pa. Ich versuche auch immer Lebensmittel zu bekommen, die mit Rücksicht auf das ökologische Gleichgewicht produziert wurden. Doch ich fürchte, dass viele meiner Artgenossen es erst auf die ganz harte Tour begreifen werden.*«

»Hoffentlich ist es dann nicht zu spät. Jedenfalls hat es schon manche meiner Schwestern nicht mehr nach Hause geschafft, weil sie da draußen vergiftet wurde. Unser Imker hat uns extra in einer Gegend abgestellt, in der wir einigermaßen sicher sind, doch das war auch für ihn gar nicht so einfach.«

»*Darüber bin ich auch froh, denn so weiß ich, dass mein Honig, den ich von eurem Imker erwerbe, frei von Schadstoffen ist. Übrigens, was riecht hier eigentlich so sauer und aromatisch?*«

»Ach das. Das sind ätherische Öle und organische Säuren, die unser Imker einsetzt, um lästige Milben und Motten aus Bees City sozusagen off limits, also draußen zu halten. Man gewöhnt sich daran. Und bei dem hektischen Betrieb hier drin fällt es kaum noch auf. Der Nektar wird den Sammlerinnen am Eingang abgenommen. Sie haben ihn bereits in ihren Honigmägen mit Enzymen versetzt. Der gleiche Vorgang vollzieht sich bei jeder der Stockbienen, bis der Saft in die vorbereiteten Honigwaben eingebracht wurde. Dort sorgt ein tausendflügeliger Bienenventilator bei einer Temperatur von 35 °C für Verdunstung, bis der Rohhonig einen Wassergehalt von unter 20% aufweist. Dann kommt der Deckel drauf, und wir haben Vorräte, um eine längere Durststrecke durchstehen zu können. Der wichtigste Proviant ist für uns allerdings unser Bienenbrot. Das ist Silagepollen, der in besonderen Waben milchsauer vergoren wird. Natürlich seid ihr auch ganz scharf auf unsere Vorräte und vielleicht ist das mit ein Grund, warum wir Drohnen im Herbst entsorgt werden, weil das Futter für unnütze Schmarotzer nicht ausreicht.«

»Oh, bitte glaube mir, ich würde alles tun, um das zu verhindern, aber im Herbst wirst du doch ohnehin nicht mehr aktuell sein …«

»Wenn man es genau nimmt, hast du Recht. Ich könnte dir noch so einiges erzählen, von Königinnen, die ein Gemetzel unter ihren Rivalinnen veranstalten, von Schwärmen, die plötzlich das Fernweh packt, und manch anderes Anekdötchen. Aber, wie du schon richtig angedeutet hast, ist mein Leben sowieso viel zu kurz. Ich mach mich jetzt davon und treffe mich mit meinen Kumpeln beim Drohnenstammtreff. Ciao, Junge! Mach's gut.«

»Ja, du auch. Toll, was du mir alles erzählt hast …«

Pressemitteilung der TU Dresden vom 16. 06. 2006 zur antiseptischen Wirkung von Honig

Forscher untersuchen die antiseptische Wirkung von Honig

Honig ist nicht nur ein beliebter Brotaufstrich, sondern wird auf Grund seiner bakterienabtötenden Wirkung schon seit Jahrtausenden als Heilmittel eingesetzt. Warum bestimmte Bienensäfte entzündungshemmend wirken, wusste man bisher nicht. Jetzt widmen sich Wissenschaftler der Technischen Universität Dresden diesem Phänomen. Thomas Henle, Professor für Lebensmittelchemie, untersucht zurzeit in Zusammenarbeit mit Gerold Barth, Professor für Allgemeine Mikrobiologie an der TU Dresden, die entzündungshemmende Wirkung von Honig. Besonders interessiert die Forscher der Honig des neuseeländischen Teebaums (Manuka-Baum, lat. *Leptospermum scoparium*).

Bei vielen einheimischen Sorten fand das Team von Henle das seit längerem bekannte Wasserstoffperoxid – eine chemische Verbindung, die auch im medizinischen Bereich zur Desinfektion von Wunden eingesetzt wird. Im Honig entsteht es durch das Enzym Glucooxidase beim Abbau von Zucker und ist für die antibakterielle Wirkung des gelben Saftes verantwortlich. Anders beim neuseeländischen Teebaum. Der aus Manuka gewonnene Honig wirkt besonders stark gegen Bakterien, obwohl weder das Enzym noch Wasserstoffperoxid nachgewiesen werden konnte. Dennoch haben selbst antibiotikaresistente Bakterien keine Chance. Sogenannter Medi-Honey aus Neuseeland, der 10 bis 20 Mal so teuer wie normaler Honig ist, ist überall im Handel erhältlich. Ganze Gegenden sind in Neuseeland auf die Verarbeitung und Produktion dieser Art Honig eingestellt.

Als im Rahmen einer Promotionsarbeit am Institut für Lebensmittelchemie die Veränderungen von Honig bei längerem Lagern untersucht wurden, löste man das Rätsel der starken antibakteriellen Wirkung des neuseeländischen Honigs. Man fand Methylglyoxal, das entsteht, wenn Zucker abgebaut wird. Es kommt bei herkömmlichen Honigsorten in einer Menge von ein bis fünf Milligramm pro Kilogramm vor und ist stark entzündungshemmend. Im Honig des Teebaums wurden dagegen 300 bis 700 mg Methylglyoxal pro Kilogramm gefunden – eine Dosis, die zwar stark antibakteriell, aber für den Menschen möglicherweise nicht mehr unbedenklich ist.

Warum der Wirkstoff in so hoher Konzentration ausgerechnet in diesem Honig vorkommt, muss von den Forschern noch geklärt werden. In Bienen lebende Mikroorganismen könnten dafür ebenso verantwortlich sein wie der Stoffwechsel des Teebaums selbst. Professor Henle, der in naher Zukunft eine Forschungsreise nach Neuseeland plant, hält zum Beispiel eine Stressbewältigungsstrategie des Manuka-Baums für möglich, da dieser unter extremen Bedingungen wie Hitze und Trockenheit wächst. Darüber hinaus wird sich eindeutig feststellen lassen, ob Methylglyoxal in Manuka-Honig auf natürlichem Wege entstanden oder synthetisch produziert und beigemischt wurde.

Quelle: idw/TU Dresden

Adressen

Autor:
Naturheilpraxis
Detlef Mix
Friedenstraße 2
63867 Johannesberg
Tel.: 0 60 21/5 84 73 43
E-Mail: detlef.mix@t-online.de

Deutscher Apitherapie-Bund e.V.
Weidenbachring 14
82362 Weilheim-Marnbach
Tel.: 08 81/92 45 13 95; 08 81/6 48 51
Fax: 08 81/9 09 57 30
E-Mail: verwaltung@apitherapie.de
Internet: www.apitherapie.de

Deutscher Imkerbund
»Haus des Imkers«
Villiper Hauptstraße 3
Wachtberg-Villip
Tel.: 0228/93 29 20
Versand: 02 28/9 32 92 15 und 9 32 92 16
Fax: 02 28/32 10 09
E-Mail: deutscherimkerbund@t-online.de
Internet: www.deutscherimkerbund.de

Hier gibt es aktive Manukahonige und mehr:

Das Neuseelandhaus
Werner Straße 191
59192 Bergkamen
Tel.: 0 23 07/8 60 75
Fax: 0 23 07/8 77 77
E-Mail: info@neuseelandhaus.de
Internet: www.neuseelandhaus.de

Verschiedene Honige und Honigprodukte gibt es bei:

Versandhaus Jungborn GmbH
28186 Bremen
Tel.: 0 18 05/03 56 35
Fax: 0 18 05/20 26 29
Internet: www.jungborn.de

Imkerei Mehler
Neue Straße 3
54570 Wallenborn
Tel.: 0 65 99/2 58
Fax: 0 65 99/2 84
Internet: www.biobee.de

Rezeptregister

Sachregister

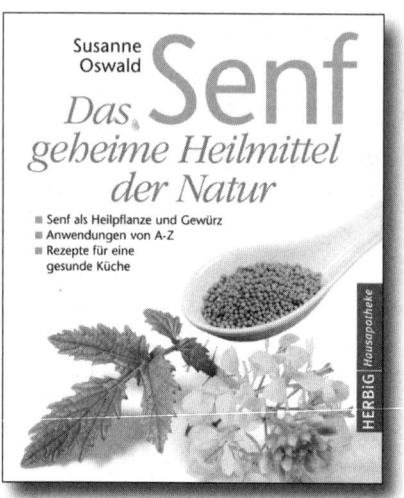